放不下的痛

The Traumatic
Stress Recovery
Workbook

[美] 詹妮弗·斯威顿 / 著
Jennifer Sweeton

严亮 / 译

中国科学技术出版社
·北 京·

THE TRAUMATIC STRESS RECOVERY WORKBOOK: 40 BRAIN-CHANGING
TECHNIQUES YOU CAN USE RIGHT NOW TO TREAT SYMPTOMS OF PTSD AND
START FEELING BETTER by JENNIFER SWEETON, PSYD
Copyright: © 2022 BY JENNIFER SWEETON
This edition arranged with NEW HARBINGER PUBLICATIONS
through BIG APPLE AGENCY, LABUAN, MALAYSIA.
Simplified Chinese edition copyright:
2025 China Science and Technology Press Co., Ltd.
All rights reserved.

北京市版权局著作权合同登记 图字：01-2023-5330

图书在版编目（CIP）数据

放不下的痛：运用脑科学修复创伤的 40 种方法 /
(美) 詹妮弗·斯威顿 (Jennifer Sweeton) 著 ; 严亮译 .
北京 : 中国科学技术出版社 , 2025. 3. -- ISBN 978-7
-5236-1168-5

Ⅰ . R64

中国国家版本馆 CIP 数据核字第 2024GN0882 号

策划编辑	李 卫	责任编辑	童媛媛
封面设计	东合社·安宁	版式设计	蚂蚁设计
责任校对	张晓莉	责任印制	李晓霖

出　　版	中国科学技术出版社
发　　行	中国科学技术出版社有限公司
地　　址	北京市海淀区中关村南大街 16 号
邮　　编	100081
发行电话	010-62173865
传　　真	010-62173081
网　　址	http://www.cspbooks.com.cn

开　　本	880mm×1230mm　1/32
字　　数	193 千字
印　　张	9.75
版　　次	2025 年 3 月第 1 版
印　　次	2025 年 3 月第 1 次印刷
印　　刷	大厂回族自治县彩虹印刷有限公司
书　　号	ISBN 978-7-5236-1168-5 / R·3410
定　　价	59.80 元

（凡购买本社图书，如有缺页、倒页、脱页者，本社销售中心负责调换）

谨以此书献给我的宝贝女儿安娜丽丝，感谢她鼓励我不断尝试新事物、努力工作、充分享受生活！

序　言

　　如果你有心理创伤的经历，可能会了解心理创伤对人际关系、职业生活和全身器官功能的影响。事实上，许多有此经历的人认为，心理创伤对他们生活的影响无处不在。但是，如果你受到过创伤，我将与你共同面对创伤后的困扰，给你提供帮助。我是一名创伤心理学家，目前已治疗过数百名心理创伤者，他们曾遭受战争、虐待、忽视、自然灾害、事故、性侵等不同形式的创伤，诉说的创伤经历令人心痛不已，可我仍对治愈他们持有积极乐观的态度，因为我留意到即使在身心极度虚弱的时候，他们仍然展现出惊人的恢复力。

　　虽然大家的创伤经历不同，康复过程因人而异，但是我留意到许多心理创伤者都有着极为相似的反应，他们提到的康复挑战也有很多相同之处。例如：在遭受心理创伤之后，许多人都会遇到睡眠问题和情绪失控问题，这些问题都可以通过技术手段迎刃而解。本书概述了九类常见的心理创伤问题，并提供四十种解决办法和技巧，即学即用。在此，衷心祝愿你学有所得，早日恢复健康！

自我评估：这本书适合你吗

如果你遇到了下述的一些问题或困扰，例如难以信任他人或者易怒，不妨阅读本书，我将与你共同面对这些挑战，并提供解决方案。阅读下面的自我评估内容（表 0-1），你需要自问：这些话题或主题内容引起你的共鸣了吗？

表 0-1　创伤后的常见挑战

常见挑战	关于创伤的侵入性思维我经历过吗？（是 / 否）	如果有这个经历，相应的困难或痛苦等级是多少？（等级范围 1-10，其中，1 表示"完全没有"，10 表示"非常"）
焦虑和亢奋感		
愤怒情绪		
强烈的生理不适反应		
情感麻木和冷漠		
安全和控制问题		
信任和人际关系的问题		
自我疏离和广场恐惧症		
睡眠问题		

查看你所填的答案，你有什么发现？对"常见挑战"一栏的内容，你写了"是"吗？这意味着你所面临的挑战至少有一项，挑战度也至少是 5 分，那么，这本书适合你阅读。

与众多心理创伤者一样，你可能正经受着心理创伤给自己生活带来的诸多影响。本书提供的工具和练习，将有助于心理创伤者积极应对具体的挑战。

如何使用本书

通读全书，融会贯通，解决问题的效果最好，但这种做法也不是必须的，你可按需进行选择性阅读。当然，如果想要了解本书中提到的神经科学及其具体的应用方法，建议你从本书的序言开始逐章阅读。这两个话题会在序言后续的两个部分中论述。你可重点阅读你密切关注的或者最具挑战性的主题章节，选择性阅读与你的问题相关或者你感兴趣的主题章节。本书的每个章节均可独立成篇，但有时也会涉及其他章节介绍的内容。

创伤神经科学

本书将多次提到创伤神经科学方面的知识，但你大可放心，你不用从神经科学家的专业角度去理解分析。大脑的构造极其复杂，但是在心理创伤中扮演重要角色的几个大脑区域，我们却可以用浅显的语言来介绍。心理受创所触及的四个大脑核心区域概述如下：

1. **杏仁核，也被称为大脑的"烟雾探测器"**：一个位于大脑深处的呈杏仁状的微小大脑区域。它体积小，但功能非常强大。"烟雾探测器"的指称十分形象。当人处在可能有危险甚至威胁的情况下，杏仁核会向大脑和身体发出警示信号。即便检测到很小的危险迹象，杏仁核都能立刻感知并发送警示信号，继而指挥做好抵抗、逃离或者保持静止的安全准备。在这种情况下，你一定会察觉到压力、不安、焦虑、悲伤，甚至愤怒。你也会出现一些身体反应，比如狂躁不安、心跳过快、呼吸急促、肌肉紧张等。这些都是杏仁核被激活的表现。在经历了创伤之后，杏仁核会变得更加敏感，对一些并不危险的情况也会过度反应。有时候，杏仁核甚至会一直处于激活状态，让人总是感到烦躁、不安和压抑。因此，创伤治疗的一个主要目标是降低大脑的杏仁核活跃程度，让你能够更清晰地思考、更平静地感受。

2. **脑岛，也被称为大脑的"身体传感器"**：这个大脑功能区域特别重要，因为它有助于你体验、了解自己的情绪。具体来说，脑岛会提醒你感知身体的变化（例如心率加快或肌肉紧张），解释这些变化对你的情绪影响。例如，脑岛会将心跳加速解释为害怕或者焦虑（"我害怕坐过山车！"）或者兴奋（"过山车太刺激了！"）。脑岛在很大程度上决定了你的情感体验。受创后，脑岛的激活率降低，使你难以与自己的身体和情绪建立联系，导致你变得麻木或冷漠。因此，强化脑岛的功能对治疗创伤很重要。

3. **海马体，也被称为大脑的"记忆存储单元"**：与记忆相关的大脑功能区有多个，但海马体是最广为人知的。海马体靠近杏仁核，负责编码、存储长期记忆，提供往事信息。受到创伤后，因为皮质醇（应激激素）受损，海马体收缩，其活跃性可能会降低。换言之，因压力受创的海马体功能会减弱。但令人欣慰的是，海马体的功能可通过创伤治疗得以重新激活和加强。

4. **前额叶皮层，也被称为大脑的"思维中枢"**：这个大脑功能区面积较大，靠近大脑顶部，位于前额后方。前额叶皮层被誉为大脑的"思考"或"执行功能"中心，因为它主导着计划、目标设定、逻辑思维、推理和专注等能力。当它能正常运转、活跃性高时，你会觉得头脑清晰，能够理性地分析和评估各种情境。但在它受创之后，其原有功能的活跃性就会降低，你就会有注意力不集中、犹豫不决、情绪不稳以及沟通障碍等表现。所以，强化前额叶皮层功能对于心理创伤者来说至关重要。

自下而上与自上而下的技术

本书提供的方法技巧，有助于改善杏仁核、脑岛、海马体和前额叶皮层等多个大脑区域的功能，促进受创大脑的康复。书中每一章都会阐述受创大脑所遇到的一些问题，并提供应对技术或技巧供你参考。这些技术或技巧大致分为三类：行为技术、自下而上的技术和自上而下的技术，具体如下：

- **行为技术**：该技术强调行为的重要性。行为技术不同于其他技术，不会要求你思考、注意正经历的一些事情，而是侧重于你所采取的行动或你的行为方式。有时，实际行动会体现出不同的思考方式或感受方式。例如，暴露疗法的一个基本概念在于，想要战胜恐惧，就必须直面恐惧，勇敢地采取措施。这本自救手册的一些练习会鼓励你开展一些健康活动，这将有助于你重新调整和改善上文所述的大脑主要功能区域、减小压力、更显自信。

- **自下而上的技术**：该技术与身体一起协调运作（例如身体感知和呼吸），进而增进受创大脑的功能。具体技巧包括关注身体的变化、深呼吸训练和以特定方式转动身体（例如瑜伽）。大脑与身体紧密相连、相互作用，改变大脑的一个好方法就是与身体互动。自下而上的技术在这方面可以给你助力。本书的每一章都推荐了一些自下而上的技术，论述有理有据，旨在帮助你了解如何降低杏仁核（大脑的"烟雾探测器"）和增加脑岛（大脑的身体传感器）活跃性，另有一些技术可用于增强海马体（大脑的记忆存储单元）和前额叶皮层（大脑的思维中枢）的功能。

- **自上而下的技术**：该技术与自下而上的技术不同，虽然都可改善大脑功能，但自下而上的技术是利用身体，从"下"到"上"地改变大脑，而自上而下的技术是利用思想或思维，从"上"到"下"地改变大脑。自上而下的练习包括分析场景、探析其他解释方法、采用不同的思考方式和冥想。如果你想强化前额叶皮层的活跃度和海马体的功能，自上而下的技术可作为首选。当然，该技术也会对脑岛和杏仁核产生积极影响。

在这本自救手册中，你会发现各种技巧都被归入了不同的类别。虽然有些技巧是混合性的，既有行为和自下而上的要素，又有自下而上和自上而下的成分，但每一种技巧总有一个类别能够更好地概括其特点。

CONTENTS 目 录

I

记忆的阴影：
如何面对创伤的侵入性思维

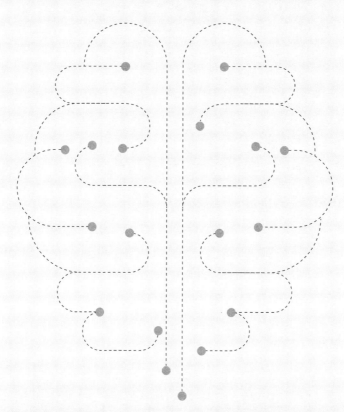

📌 两年前的一个晚上，30 岁的德肖恩（Deshaun）
在加油站停下来买汽水时，一名武装劫匪冲进加油
站，劫持了当场所有人作为人质。虽然德肖恩并未受
到身体伤害，但他目睹了一名加油站服务员和两名顾
客被枪杀的情景。此后，他极力想忘记这段经历，然
而几乎每天，那晚的场景一直在他脑海中不断重演，
甚至侵袭他的梦境。

反思自己的经历

读完德肖恩的故事后，抽时间回想一下自己的经历，你
可以选择反思并记录以下问题：

- 你是否有过和德肖恩相似的感受，大脑不断重演一些
  可怕的事情？
- 你是否曾经极力摆脱过那些创伤性的往事？当你想忘
  却那段记忆时，发生了什么？有没有什么方法，能
  够让你在回避那些痛苦的记忆和情绪时，感到一丝
  安慰？
- 侵入性思维如何影响你的生活？在你还没有被这些思
  绪困扰的时候，你的生活又是怎样的呢？

侵入性思维如何影响你的生活

创伤事件过后，无休止的侵入性思绪可能令人沮丧、害怕和难以自控，这是很常见的现象。如果你有这样的困扰，你可能会留意到这些想法会对你生活的各个方面产生负面影响，涉及家庭、友谊、工作、学习和生产力。尤其是心理创伤者会由于思绪停留在过去的创伤记忆中而显得心烦意乱，与家人和朋友疏远。这种情况并不少见。当这种情况发生在你身上时，你会感觉自己像是一张坏掉的唱片，一遍又一遍地重复着过去的一段故事。此外，当难以摆脱的思绪占据了你的头脑，这会影响你在学习或工作中的表现，因为这些想法使得专注于手头的任务变得极其困难。你可能会发现，你必须一遍又一遍地阅读相同的材料才能消化它，有时会忘记任务，而且很容易失去思路，因为你的思想似乎总是被创伤相关的想法所吸引。随着时间的推移，这可能会导致你身心俱疲、焦虑和抑郁加剧，以及更严重的创伤后应激障碍（Post-Traumatic Stress Disorder，PTSD）症状。

以下简短的自我评估（表 1–1）可帮助你快速了解自己是否正在经历难以摆脱的侵入性创伤思绪。

侵入性思维障碍自我评估

阅读以下内容，并在 0 到 3 之间选择一个最合适的数字圈出，其中 0 表示"没有 / 从不"，1 表示"有一点 / 有时"，2 表示"中等程度 / 经常"，3 表示"很多 / 大部分时间"。

表 1-1　侵入性思维障碍自我评估

创伤（1 次或多次）之后，我意识到自己对创伤思虑过多。	0 1 2 3
一旦回忆创伤，自己便会思绪繁多，很难叫停。	0 1 2 3
我下意识地会想起自己的创伤。	0 1 2 3
我沉浸于创伤，但我本身却未意识到这一点。	0 1 2 3
当我想淡忘创伤时，创伤图像却浮现在脑海中。	0 1 2 3
当我想淡忘创伤时，创伤声音却浮现在脑海中。	0 1 2 3
当我想淡忘创伤时，与创伤事件相关的感觉却浮现在脑海中。	0 1 2 3
创伤回忆让我无法专心于我需要做的事情。	0 1 2 3
创伤回忆对我的学习或工作效率产生了负面影响。	0 1 2 3
创伤回忆分散了我的注意力，我需要花费更长的时间才能完成工作。	0 1 2 3
当想到创伤时，我感觉很痛苦。	0 1 2 3
当我想到创伤时，身体出现不适的反应（心跳加速、胃痛、胸口发紧等）。	0 1 2 3
当想到创伤时，我会有悲伤、愤怒、害怕或其他令人痛苦的情绪。	0 1 2 3
我曾尝试摆脱创伤的回忆，但效果不佳。	0 1 2 3

我曾尝试通过饮酒或吸毒来摆脱创伤的回忆。	0 1 2 3
其他人告诉我，当沉浸在创伤回忆时，我表现出心不在焉和疏离感。	0 1 2 3
当我想到创伤时，情绪会低落。	0 1 2 3
创伤回忆对我的人际关系产生负面的影响。	0 1 2 3
创伤回忆就像放电影一样循环播放，很难叫停。	0 1 2 3
哪怕是微不足道的小事，也会触发我的创伤回忆。	0 1 2 3
创伤回忆让我失眠，难以入睡。	0 1 2 3
总分	

　　将表 1-1 各项分值相加，填写在"总分"一栏。总分达到 24 分或以上，表明你可能存在创伤后的侵入性思维障碍。

　　虽然对于有些人来说，这些想法会在创伤发生后的几个月内消失，但对于有些人来说，这些想法可能会持续多年，甚至一辈子。如果你的侵入性思维让你筋疲力尽，影响你的工作或社交生活，请寻求帮助，学会更好地控制和减轻它们。本章中的信息和练习是你开始解决侵入性思维的第一步，许多人可能还需要从执业心理治疗师那里获得专业的帮助。请使用以下练习来反思你的自我评估分数。

反思你的自我评估分数

你在自我评估中的得分是多少？ 这个结果是否出乎你的意料？ 花点时间反思和整理你在自我评估中的收获。在反思自身经历的同时，你可以考虑以下问题。

你的分数比你预想的高还是低？

_____

_____

_____

你的分数揭示了你自身的情况以及你正遭遇的困境。你对此有何感想？

_____

_____

_____

评估是否涉及一些你之前没有意识到的问题？

_____

_____

_____

自我评估中是否有让你感到意外的问题？

_____

_____

_____

你是否觉得你的侵入性思维需要得到改善?

_____

_____

_____

为什么经受创伤后往往会出现侵入性思维

　　与创伤相关的侵入性思维是创伤后应激障碍最常见也最令人痛苦的症状之一。创伤性事件发生后,你恨不得把它忘得一干二净,但你的大脑很可能会让这段回忆一直挥之不去。侵入性思维不仅会让人感到消极沮丧、心烦意乱,从而引发恐惧,而且由于创伤性记忆在大脑中储存的方式有其独特之处,大部分侵入性思维会长久地存在于大脑中。具体来说,当你遭遇极端压力或创伤时,大脑会用一种特殊的方式来编码记忆,使得这些场景反复地在你的脑海中浮现。

　　当发生创伤性事件时,随着应激反应的增强,你的身体和大脑中会充斥着皮质醇。在这种情况下,海马体,即大脑中负责长时记忆储存、对记忆进行编码的区域,就会充满皮质醇。这是因为海马体上布满了大量的皮质醇受体。当皮质醇涌入海马体时,海马体激活的程度就会受到影响,创伤记忆在大脑中的编码方式进而会受到影响。由于皮质醇会妨碍海马体的正常功能,创伤性记忆被编码和巩固的方式往往有别于非创伤性记忆。

比如，当皮质醇妨碍了海马体完全激活时，创伤事件可能会在大脑中以片段化的方式编码，有关记忆的感官细节和事实就会以不连贯的形式被储存。在这种情况下，你可能会以闪现的片段、气味或声音等形式记住一部分记忆，但是它们彼此之间缺乏关联，简直就像难以拼凑完整的拼图碎片。这种碎片化的记忆会让人感觉极难应对，因为它们缺乏情境和连贯性，无法让你通过理性分析来缓解压力。比如，当某个记忆片段里出现了一把刀，而且其中不涉及任何情境（"闯入者拿刀指着我，此时的刀于我而言是危险的；但当我与家人用餐时，用刀就不存在危险……"），它就会产生普遍意义上的威胁性，并引起恐惧的泛化（"只要出现刀就说明我有生命危险"）。

此外，当一段记忆破碎成无数块碎片，它就仿佛一面碎镜，无论如何拼凑也无法复原，你就会时常有种冷不丁踩在玻璃碎片上的感觉。即使非常微小无害的刺激也可能会触发一个或多个碎片，这种情况在记忆更完整、更有背景的时候是不容易发生的。因此，创伤记忆之所以难以驾驭，是因为它们的片段总是会突然冒出来，让人措手不及。这会让你感到疲于应付，进而导致你不得不回避某些人物、场所或情景，以便断绝再次触发创伤记忆的可能性。

创伤记忆的编码方式还可能会导致你对不同刺激、情景、人物和场所产生恐惧，这会让你难以过上充实的生活，因为你将终日惶惶不安，总在担心会有什么东西可能触发某个创伤记忆片段。为了更好地理解为什么侵入性创伤记忆如此普遍，以下梳理总结了当你经历创伤时大脑中进行的一系列活动。

1. **创伤发生，杏仁核被激活。**当你经历创伤时，你的杏仁核，即大脑中负责探测威胁的恐惧中枢，会被激活。这会引发一系列连锁反应，大脑的其余部分接收到威胁警告，紧接着威胁信号向下传递至躯体。当德肖恩刚察觉到加油站里发生了可怕事件时，他大脑中很可能就在经历这个过程。

2. **你的身体启动应激反应。**当杏仁核探测到危险，它会发送信号通知下丘脑激活应激通路，即下丘脑—垂体—肾上腺轴（Hypothalamus-Pituitary-Adrenal，HPA 轴）。HPA 轴一旦被激活，全身便会进入应激反应，继而引发 1400 多项生化和精神生理反应，包括皮质醇的释放。皮质醇通常被称作"应激激素"。

3. **皮质醇涌入海马体。**因为海马体（大脑的记忆中心）上密布着皮质醇受体，当你感到压力极大或受到创伤时，皮质醇就会涌入海马体。与此同时，海马体开始把创伤期间发生的事情编码成记忆，以免你忘记它。然而，皮质醇的泛滥让海马体难以发挥正常的功能，它可能无法在记忆编码过程中像往常一样完全激活，这就会导致创伤性记忆的巩固和编码方式异于非创伤性记忆。

4. **创伤记忆支离破碎。**由于海马体在记忆编码时可能无法完全激活，因此创伤记忆会以碎片化的方式存储在大脑中，同时，记忆中的事实、事件和感官体验彼此隔绝。这会导致恐惧的泛化，你会对任何与记忆片段有一丝相似之处的刺激产生恐惧反应（"所有人都是危险的"或"我怕黑"或"所有蓝色汽车都有威胁性"）。此外，创伤记忆经常会出现空白，让你难以准确记住事件发生的细节、时间和先后顺序。

5. 记忆的碎片随时随地被触发。当创伤记忆缺乏背景，但涉及大量与日常生活中的场景和物品（例如刀、汽车、动物等）相似的碎片时，你可能会在一些无关紧要的情况或刺激下回忆起受创记忆。当创伤提示物无处不在，你就会沉浸于创伤场景中，且会频繁感受到创伤的侵入性思维。虽然这是你的大脑试图提醒你保持警惕和防范危险的一种方式，但它也会让你感到压抑和不堪重负。

使用以下练习来反思你的创伤激惹因素。

你的创伤激惹因素

我们大多数人都会面临一些激惹因素，它们能唤起我们心中的创伤。如果我们能认识到这些激惹因素，明白它们的含义，就能在它们出现时更好地管理它们。完成以下内容，了解有关自身激惹因素的更多信息。

触发创伤回忆的具体时刻：随着时间的推移，你可能会发现，一年中的某些时节、季节甚至一天中的某些时刻，比其他时候更容易让你想起过去的创伤，从而引发与创伤相关的侵入性思维。这可能与天气的变化、光明与黑暗的交替、不同季节（如假日）的气息等因素有关。你是否曾在一年、一周或一天中的某个时段，感受到侵入性思维的增多？你能否思考一下，为什么会出现这样的情况？

_____

_____

_____

_____

触发创伤回忆的场所：或许存在一些场所，一旦踏入，你就会突然被创伤记忆淹没。如果你曾在一个你经常前往的场所或附近经历过创伤性事件，这种感觉可能更加强烈。是否有一些特定的场所或区域似乎总能唤起你心中的创伤？是什么让这些场所与你的创伤联系在一起的？

_____

_____

_____

_____

触发创伤回忆的人：人可能是一种非常强大的激惹因素，因为他们可以唤起你过去的思绪、情感和信念。你是否发现，有些人一出现在你眼前，就让你回想起你所经历的痛苦？这些人甚至可能和你的创伤毫无关系。如果你能识别这些人，那么他们的哪些特征会让你的大脑不由自主地回忆起旧日的伤痛？

_____

_____

_____

_____

触发创伤回忆的情境：有时不仅仅是某个场所，一年中的某个季节，或者某个人同样会触发与创伤相关的侵入性思绪。例如，你在 12 月可能感觉良好，但是当家人陆续到来，窗外雪花飘飘，厨房里馅饼的香气弥漫，客厅里堆满了节日装饰品，你就会开始为过去的创伤所困扰。"完美风暴"——由人物、场所和时间三者构成的组合是否能够唤起创伤相关的记忆？

_____

_____

_____

_____

触发创伤回忆的情绪和感觉：大多数人都忽略了这类

激惹因素，但它们却非常重要。你或许会有这样的经历，感觉自己被某种力量牵引，陷入了创伤事件的回忆中，却不知道具体的原因。这背后可能有各种各样的解释，但其中一个可能是，你可能突然遇到一种情境，或闪过一个念头，进而激发了你在创伤事件中曾有过的相似的情绪或感觉。这种情境可能与你的创伤毫不相干，你也无法在周围发现任何能够触发相关创伤的线索——也许你只是在慢跑，但突然你的心脏开始狂跳。如果在创伤发生时你感受到了心跳加速，那么心跳加速这种现象，即使和你的创伤没有任何关系，也可能唤起你对创伤的记忆。特定的情绪或身体感觉是否会引发你的创伤记忆？

_____

_____

_____

_____

　　你可能会从你的回答中留意到，你在特定的人物、场所或情境周围，或者在体验到特定的感觉或情绪时，往往会遭遇激惹因素和创伤提示物，触发创伤的回忆。了解自己的这一特点可能会有所帮助，因为你可以提前针对这些情况做好准备并努力学习如何控制它们，让它们不再困扰你。

心理治疗师在沟通时可能用到的术语

如果你和德肖恩有着相似的经历，心理治疗师可能会在你们的对话或治疗记录中使用以下术语：

再体验症状。这是创伤后应激障碍（PTSD）的一种症状类别，包括创伤事件的侵入性记忆。关于创伤的侵入性思维被称为"再体验"，因为它们让你仿佛又回到了经受创伤的时刻。例如，你可能会重新感受到经受创伤时的情绪或想法。或者你可能会清楚地记起经受创伤的细节，好像它就在不久前发生过（或者好像就在此时此刻发生着）。

思维反刍。这是一种在抑郁、焦虑、创伤后应激障碍和其他一些情况下常见的现象。当你反复思考一些令人痛苦的事情而又无法摆脱之时，就会出现思维反刍。有时这也称为"旋转的想法"或"飞速的想法"，因为你不断在脑海中回忆某件事，希望能够"解决"它，或者至少让自己感觉好一点。然而，反刍往往会适得其反；随着时间的推移，它会让你越陷越深，那些想法或记忆似乎永远无法被解决。

你的大脑需要什么

如果创伤后侵入性思维困扰着你，说明你的大脑并没有坏掉。相反，这正表明你的大脑运作良好，它能够牢记那些曾经伤害过你的恐怖经历。试想一下，一个功能失调的大脑，一个不把你的生存放在首位的大脑，会愚蠢地忘记以前威胁过你（或其他人）的事情。创伤后侵入性记忆困扰着你，则意味着你的大脑已做好学习和改变的准备，这是个好消息。以下是你在面对创伤后侵入性记忆时，需要给予你的大脑的帮助。

1. 运用自下而上技术，抑制威胁检测中心（杏仁核）被激活。杏仁核可能会因对创伤事件的思维而被激活，但它也会因为一些毫不相干的事情而被激活，从而勾起创伤性记忆。在这两种情况下，降低杏仁核的活动可以帮助你更好地控制（甚至可能消除）侵入性思维。

2. 运用自上而下的技术，加强自我调节区域（主要是前额叶皮层）以及记忆中心（海马体）的动能。这种自上而下的认知方法可以训练大脑以不同方式应对创伤激惹因素，并重新巩固创伤性记忆，以减轻其带来的痛苦感。虽然接受心理治疗是学习如何重新巩固创伤性记忆的最佳途径，但你也许可以在一定程度上自行促进这个过程。

下一节将详细介绍五项技能，其中包含自下而上和自上而下的技术，可以帮助你学习如何更好地应对创伤后侵入性思维。当你能够调节杏仁核的激活水平并增强前额叶皮层和海马体的功能时，你将能够在创伤记忆浮现时重新构建它们，并更好地应对创伤问题。

应对挑战的技能

在本节，你将学习和练习五种技能，它们可以帮助你更好地管理侵入性创伤记忆并降低其强度。这些技能包括在遇到创伤提示物时进行双侧刺激（bilateral stimulation，BLS）、可视化训练、冥想和认知重构。

技能 1：双侧刺激与记忆重现（自下而上和自上而下）

此练习被归类为一种自下而上的技术，其中也包含一些自上而下的元素，你将通过双边刺激使杏仁核平静下来，同时通过有选择地与不同的记忆片段互动，来加强前额叶皮层和海马体的功能。双侧刺激，简而言之，就是让身体的左右两侧交替运动或接受刺激。当无法摆脱一段创伤性记忆，或者记忆中的某个片段时，你可以练习这种技巧。请注意，不要故意尝试用这种技巧唤起创伤性记忆；相反，当创伤性记忆突然闯入你的心里，让你无法摆脱时，你才能使用它。如果你发现自己正在反复回忆某个创伤场景，或者陷入了以创伤为中心的思维反刍，请按照以下步骤操作。

1. **觉察你正陷入创伤思维。**这是最艰难的一步。有时候，你可能不知不觉地陷入了那些可怕或痛苦的往事，直到过了很久才意识到这一点。这种情况并不少见，人们常常陷入创伤的思维和记忆，直到几分钟（甚至几小时）后才意识到自己的状态。为了更好地观察你的想法，请回答以下问题：

a. **你何时会回忆起创伤？** 你可以参考你在本章前面完成的"你的创伤激惹因素"练习来回答这个问题。

b. **你每天有没有定时反思自己的想法？** 有时候，要想开始观察自己的想法，最好的办法就是在手机上设置闹钟或设置日历提醒。如果你每天多次审视自己的想法，你就会更好地了解自己的思维习惯。

2. **觉察你对创伤思维的反应并练习自我同情。** 当你意识到自己的思绪已经飘到一个创伤性事件时，注意你对它的反应。你是否对自己过于苛责？是否陷入了自我指责？是否感到沮丧或愤怒？有时，这些对自己的负面评价可能会在无意识中产生，而你并不是故意要自我批评。如果发生这种情况，请花一点时间通过执行以下操作来改变你对自己的态度：

a. **认可你的大脑。** 承认你的大脑正在提醒你危险，以帮助你保持安全。虽然令人沮丧，但你的大脑只是在尽其所能帮助你。当你反思自己的大脑时，你会认可你的大脑在反复回想经历创伤时所做的一切吗？

b. **回应你的想法。** 一旦你承认你的大脑的意图不是要伤害你，你就可以温和地回应，向它索取一丝空间或一点宽慰。你可以自语道："亲爱的大脑，我知道你是出于关心，但这些提醒现在无益于我，我希望你能稍微放轻松一点。"你会如何善意地请求你的大脑放松一些，给你一些空间呢？

3. 改变你的想法。虽然"思维停止"并不总是有效，但有时在我们认可和接受自己的经历之后，它们就会逐渐消退，给我们带来一些安慰。要看看这对你是否可行，轻轻地尝试将你的注意力转移到另一个更中性或愉快的想法上。你会有意将注意力转移吗？

4. 如果创伤记忆不断重现，就让它暂时重现。如果第3步对你无效，并且思绪和记忆持续存在，你可以尝试通过双侧刺激来促进对它们的脱敏。例如，你可以用两只手交替拍打左右肩膀来练习双侧刺激。虽然这听起来可能很奇怪，但当你回想起创伤记忆时，进行快速的双侧刺激可以帮助你淡化它们的影响，让它们不再那么令人难受。这样做的一个原因在于，快速的拍打动作和你感受到的触觉会分散你对记忆的注意力，从而让你对令人不安的内容逐渐脱敏。当无法阻止创伤记忆重现时，你可参考以下快速的双侧刺激方法：

a. 按照左右交替的顺序，用手快速拍打每个膝盖。

b. 按照左右交替的顺序，快速地用脚轻拍地面。

c. 按照左右交替的顺序，用手快速拍打每个肩膀。

d. 快步走上几分钟。

整合快速的双侧刺激可以让创伤记忆在你的脑海中重现

片刻。对于很多人来说，一旦记忆在脑海中"播放完毕"，它们就会更容易消散。当记忆在脑海中重现时，配合进行双侧刺激，重复步骤 3，看看记忆是否更容易从你的意识中消失。

双侧刺激与记忆重现的技巧

如上所述，请不要刻意唤起创伤记忆来练习这个技巧，这类工作最好由执业的心理治疗师完成。当你无法摆脱创伤思绪时，这个技巧可以帮助你对记忆脱敏并使你平静下来。当你遭遇侵入性的创伤思绪时，你可以练习这个技巧，时间最长不超过五分钟。

技能 2：识别侵入（自下而上和自上而下）

你可能会留意到，特定的侵入性创伤记忆片段往往比其他记忆片段更容易浮现出来。例如，这些侵入可能包括与创伤相关的声音、图像或气味。事实上，创伤性记忆可以通过任何感官方式重新体验。此练习可帮助你确定重新体验创伤的方式。为了练习这项技能，你可以填写下方的记录单，探索创伤侵入呈现的方式。

记录单：创伤侵入

考虑一些有关大脑如何向你呈现创伤提示物的问题。当你思考这些问题的答案时，你可能会因为相关记忆令你感到痛苦而有意回避。但是，识别和预测这些提示物可以帮助你在它们出现时更好地为其做准备。

你的创伤提示物以何种形式呈现？对于某些人而言，它们可能呈现为图像或图片，甚至是播放的电影。请描述一下你的侵入性思绪是否包含图像，以及这些图像是静态还是动态的。

_____

_____

_____

_____

创伤侵入包括哪些声音？有些声音可能是一个人的声音，或者一个人说的话，也可能与人无关。你可能还记得经受创伤时的寂静。

_____

_____

_____

_____

创伤侵入包括哪些气味？这可能是重新体验创伤激发因素的方式之一。

_____

_____

_____

_____

创伤侵入包括哪些触觉体验？比如温度、质感、压力等。触觉记忆很常见，但在创伤提示物中经常被忽视。

_____

_____

_____

创伤侵入包括哪些身体感觉？它们是否与你在遭受创伤时的感受相似？例如，你在创伤发生时可能感到心率加快、呼吸急促、肌肉紧张或头晕，这些感觉也可能在你重新体验创伤时出现。

_____

_____

_____

你倾向于通过哪些其他方式重新体验你的创伤？

_____

_____

_____

当你可以快速识别你的创伤提示物并预测它们可能如何出现时，你就更有可能及时地发现它们，意识到它们是你熟悉的情绪反应，并控制它们的影响。

识别侵入的技巧

识别侵入不是你应该定期练习的技能。相反，你最好每隔几个月完成一次该练习，以确定你的创伤侵入可能会发生怎样的变化，并学会如何减少对它们的反应。

技能 3：心理疏远（自下而上和自上而下）

技能 3 基于你在技能 2 中发现的意识，并教你如何使用心理疏远技巧来应对这些令人痛苦的侵入。这些简单的策略可以减少创伤再体验带来的负面影响和痛苦感，主要通过改变创伤提示物的方式来实现。心理疏远通常用于多通道眼动整合（multi-channel eye movement integration，MEMI）疗法［德宁格尔（Deninger），2021］，能够帮助你改变你和创伤提示物之间的关系，使它们不再那么强烈和令你困扰。当你面对创伤提示物时感觉身体的不适感有所缓解，它们出现的频率会随着时间的推移而降低，因为你的大脑不会再把它们当作需要注意和反应的重要事情。

以下是心理疏远技巧应用的几个示例，按不同领域（图像、声音、感觉等）分类。当你面对创伤性提示物且难以转移自身注意力时，这些技巧可以帮助你缓解情绪。查看下面的心理疏远技巧，并填写心理疏远记录单。

心理疏远技巧

心理疏远（图像）

- 想象图像离你很远，你从远处看它。

- 想象图像离你很远，缩小到一个很小的空间里，就像在相框里一样。

- 如果图像是彩色的，请将其转换为黑白图像。

- 如果图像很暗或有阴影，想象它呈现出明亮的颜色。

- 如果图像清晰、焦点清晰，想象它是一张由移动的相机拍摄的照片，逐渐变得有点模糊。

- 如果图像静止不动，请想出一个后续图像来故意转移你的注意力，让你不再关注原来的图像。此后续图像可以是中性图像，或者是创伤结束后你变得安全的时刻的图像（如果适用的话）。

- 如果创伤图像是动态的，就像一卷电影胶片，你可以在"胶片"的末尾添加象征安全感或解脱感的中性或正面图像（如果适用的话）。

- 如果图像或胶片再次出现在你面前，你正在直视它，请尝试把它移动到你的左侧或右侧视野中。你就不必直接面对它，尽管你知道正在发生或"播放"的是什么。

- 环顾四周，留意周边事物，以此淡化你心中的创伤画面。

心理疏远（声音）

- 想象声音在很远处。
- 想象这些声音与其他声音一起播放，这样你就可以在脑海中将其他中性或良性声音（例如白噪声）融入创伤声音中。
- 当你留意到创伤声音时，请有意识地想起一个中性或正面的图像或一组图像，因为这会产生一种冲突的体验，从而使你对声音的反应迟钝。
- 在积极聆听当前环境中的其他声音的同时想象这些声音，因为这可能会减弱或分散你对创伤声音的注意力。

心理疏远（气味）

- 当你回想起创伤时闻到的气味，深呼吸，因为这会向你的大脑发出向上的信号，提醒你目前没有闻到这些气味。
- 一边闻着你周围的其他气味，一边想象创伤时的气味，因为这可能会减弱或分散你对创伤气味的注意力。
- 如果你真正体验到你在遭受创伤时闻到的气味，请将这种体验视为创伤后应激障碍的再体验症状，而不是精神病的迹象。此外，提醒自己，虽然创伤似乎再次发生，但实际上并没有发生任何危险或创伤性事件。

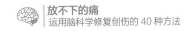
心理疏远（触觉体验）

● 如果你的创伤侵入包括你在经受创伤期间的触觉体验，例如热、冷、锐利、不同质感、压力、疼痛等，请注意这些触觉体验发生的位置，并与环境中的某些东西接触来刻意地创造一种新的触觉体验。例如，如果你感到手臂发烫，体验到一种类似于皮肤烧伤的触觉体验，你可以在手臂上泼冷水或放一块冰，你也可以简单地轻触一个经历着触觉记忆的区域，这样可以帮助你的身体意识到，现在已经不再处于创伤中了。

心理疏远（身体感觉）

● 通常，身体感觉的创伤记忆包括身体中与压力相关的反应，例如心率加快。当这些情况发生时，你可以做一些放松（又名杏仁核抑制）练习，以帮助你的身体摆脱创伤相关的压力状态。

记录单：心理疏远

回答以下问题以帮助你评估你需要关注哪种类型的创伤侵入。

你经常经历哪种类型的创伤侵入？

是何种图像？请具体描述：_____

是何种声音？请具体描述：_____

是何种气味？请具体描述：_____

是何种触觉体验？请具体描述：_____

是何种身体感觉？请具体描述：_____

哪种类型的侵入对你最为困扰或最为常见？哪一类的影响最小？请按照从 1 到 5 的顺序对各类创伤侵入进行排序，其中 1 表示"最令人痛苦的类型"，5 表示"最不令人痛苦的类型"。

_____

_____

_____

你在什么时候常会遇到最令人痛苦的侵入？是自发地遭遇还是遇到了某些激惹因素？记录你对这些创伤侵入的感受。

_____

_____

_____

你想尝试使用哪种心理疏远技巧来应对创伤侵入？在

下面列出你遇到创伤侵入时想要尝试的方法。

_____

_____

_____

_____

心理疏远的技巧

每当你遇到无法摆脱的创伤侵入时，就可以练习心理疏远策略。只要你不受创伤再体验的困扰，就可不进行此类练习。你要确定让你最痛苦的侵入类型（触觉、声音等），并参考针对这些领域的具体策略。如果你能够采用心理疏远技巧，它们可以帮助你逐渐减轻对创伤提示物的敏感度和反应。

技能 4：认知干扰冥想（自上而下）

当创伤提示物突然涌现，我们可能很难摆脱它们。除了本章谈到的技巧之外，还有一种选择是进行强烈的、基于感官的冥想，这有助于淡化创伤提示物的影响。你可以把这看作心理疏远的进一步延伸。心理疏远涉及如何降低创伤侵入的强度，而它的延伸旨在创造并专注于强烈的感官或认知干扰，以压制（在某种程度上的）创伤侵入。

记录单：认知干扰冥想

回答以下问题以帮助你为侵入性创伤提示物创建自定义冥想。

当你留意到自己正在经历侵入性创伤记忆时，请注意这些记忆是否主要由图像、声音、气味等组成。侵入性最强的部分是什么？它们是你所见、所闻、所听的内容吗？

_____

_____

_____

确定侵入性记忆的最主要内容（"我姐姐的声音……"或"事故现场的景象……"），然后在你周围的环境或脑海中找到一个与侵入属于同一类别（图像、声音、气味、触觉体验或身体感觉等）的物品、场景、物体或刺激物。这将成为你的"干扰物"。干扰物应产生强烈的感官体验，以转移你的注意力。例如，你可以把手放在热水里，或者用力按压身体的某个部位（如太阳穴）。如果提示物是一种声音，你可以用另一种声音来分散它，比如音乐或响亮的声音。你想试试将什么作为干扰物呢？

_____

_____

_____

_____

现在，请你开始与干扰物进行互动，将你的注意力集中在它上面（比如播放的音乐、感受到的水流声、欣赏到的风景等）。专心于干扰物，记住它的细节，并尽力只关注它。当创伤侵入闯入你的意识时，不要去理会它，继续专注于干扰物。你可以把创伤侵入想象成在远处，或者在你的视野边缘，你隐约察觉到它但不去关注它。当你发现你的思绪偏离了干扰物时，你要为自己的自我觉察感到鼓舞，并轻柔地将你的注意力重新引向干扰物。持续进行这种冥想五到十分钟。你在这个过程中有什么感受？

_____

_____

完成此冥想后，反思你的体验：
今天介绍的创伤侵入是你经常会遭遇的侵入吗？

_____

_____

干扰物是否可以帮助你将注意力从创伤侵入转移开？能达到什么程度？

_____

_____

这个干扰物与你过去尝试过的其他干扰物（如果有的话）相比如何？

_____

_____

_____

当你想再次练习这项技能时，你想选择什么干扰物？

_____

_____

_____

当你专注于干扰物时，你对侵入记忆有何感受？创伤侵入本身是否发生了变化？你对创伤侵入的反应是否发生了变化？

_____

_____

_____

认知干扰冥想的技巧

当你遭受侵入性创伤记忆的折磨时，请运用上述技能。对一些人来说，只需五到十分钟，就能有效缓解侵入性记忆带来的困扰，也能降低对侵入提示物的不适感。此外，在选择干扰物时，要避开会触发疼痛或自我伤害的身体感觉或触觉体验，以免遭更多痛苦。

技能 5：自我提醒（自上而下）

当创伤提示物占据你的心灵时，你可能会感到情绪失控。这是因为有时你的杏仁核实际上会压制前额叶皮层，即大脑中负责逻辑思维和推理的区域。发生这种情况时，你可能会觉得自己淹没在创伤提示物中，无法清醒地思考，也很难回想起那些能让你感觉更好的积极观点、肯定性言论或充满希望的想法。这个练习要求你写下一些笔记、陈述和提示物，当感到创伤袭来时你可以参考它们。

请在你感觉心境平和、思维清醒、理智冷静，以及能够从一个健康的角度看待问题的时候，完成自我提醒记录单，这样当你遇到令人痛苦的创伤提示物时，你就可以参考这些健康的观点。创伤记忆侵入时，随时拿出自我提醒记录单可能会有所帮助，尤其是与本章中的其他工具结合使用时。

记录单：自我提醒

回答以下问题可以帮助你确定在创伤侵入时想要回忆的事物。

处于侵入性创伤记忆的阵痛中时，你通常会记起什么？这些记忆可能包括感官细节或更多的事件叙述（例如事件的事实）。

_____

_____

在创伤侵入期间你有什么感觉？有些人会感到绝望、恐惧、惊恐或害怕。

_____

_____

_____

在创伤侵入期间，你会对自己说什么？你会相信什么？例如，有些人认为他们永远无法摆脱这种感觉，或者他们活该遭受创伤性事件。

_____

_____

_____

当你平静地回想起创伤性记忆时，你对创伤有什么不同的看法？在这些平静的时刻，你会告诉自己什么？这些话是你在创伤触发的时候无法记住的。

_____

_____

_____

在经历创伤侵入时，你希望自己至少记住的一件（或更多件）事情是什么？例如，你可能想提醒自己，它们总会过去，或者创伤已经结束。

_____

_____

如果你可以在不知所措的时刻，利用你的冷静头脑与自己对话，你会说些什么来安抚自己或保持正确的观点？当你被触发时，写下你想让自己知道或考虑的事情。请描述你在创伤触发时希望自己了解或考虑的事情。

_____

_____

_____

_____

_____

当创伤提示物将你置于创伤之中，你最好的朋友、家人或其他信任的人会如何用语言安慰你？你过去可能曾向这些人寻求安慰。如果是这样，他们有没有说过什么让你觉得受益的话，让你在感到不安时能够想起来？或者你认为他们会说些什么来帮助你保持健康的心态和缓解情绪？

_____

_____

_____

考虑制作一段视频，在你因为创伤记忆而感到不安时，观看这段视频。在视频中，直接对自己说出你被那些创伤困扰的时候的感受。你想听到自己说些什么鼓励的话？你对那些时候的自己有什么建议？你可以提醒自己练习一些放松或稳定情绪的技巧，比如打电话给朋友或进行自我保健活动。你还可以与自己分享"现实检验"的方法或一些在创伤再体验期间容易忘记的常识。

自我提醒的技巧

请在你感觉平和且未遭遇创伤困扰的时候完成这个练习，因为该练习的目的是激活你的理性思维，让你回忆起那些能够安慰你、有益于你的观点。另外，把一些最能让你安心的答案保存在方便查看的地方，比如写在便签纸上或者手机的备忘录里。这样，当你遇到创伤提示物而感到不安的时候，你就可以快速地找到它们。如果这些便签不是随时可用的，你在感到压力过大的时候，就不太可能记得在哪里可以找到它们。

暂停并反思

现在你已经读完了本章内容，可能需要花点时间停下来反思一下你学到了什么，以及哪些技能可以帮助你更好地应对创伤侵入。下面的记录表列出了你觉得有效或者想要在未来尝试的练习，可以帮助你梳理自己的想法。你可以选择本书中教授的技能，也可以选择你在其他地方学习到的实用技巧。

应对侵入性创伤提示物的技能

表 1-2 回顾了本章所述的技能，也可用于记录每项技能对你的效果如何。当你发现创伤提示物给你的生活带来困扰时，选择一项适合相应情境的技能。第二列告诉了你最佳的练习时机。在第三列，记下你在接下来一周里何时以及如何尝试这项技能。然后，静下心来反思你的体验。如果你掌握了其他有益的技能或者技巧，可以把它们填写到表格的空白处。如果需要更多空间，你可以打印更多的页面或者用日记的形式来反思你的经历。

表 1-2　应对侵入性创伤提示物的技能练习

技能 / 技巧	最佳练习时机	何时练习这项技能（日期、时间、情境描述）	反思这段体验。这项技能有用吗？
双侧刺激与记忆重现	当我面对创伤提示物时		
识别侵入	当我正经历创伤侵入时		
心理疏远	当我面对创伤提示物时		
认知干扰冥想	当我面对创伤提示物时		

续表

技能 / 技巧	最佳练习时机	何时练习这项技能（日期、时间、情境描述）	反思这段体验。这项技能有用吗？
自我提醒	在我心平气和、没有受到任何创伤提示物影响时		

第二章

心跳加速的瞬间：
探索焦虑与亢奋感的心理机制

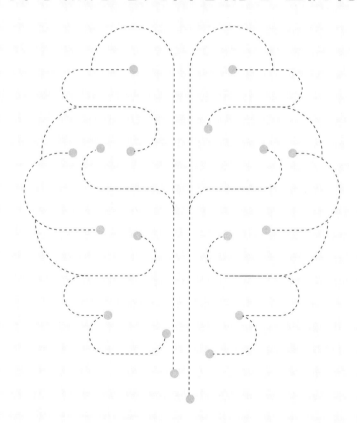

52 岁的安吉拉在大约 20 年前经历了一次入室盗窃。虽然在此期间她没有受到身体伤害，但窃贼偷走了几件贵重物品并威胁了她的人身安全，让她感到被侵犯，产生了不安全感。自从经历了这次创伤后，她一直无法放松警惕，即使逻辑告诉她情况一切正常。安吉拉对她的朋友和家人表示，她认为自己应该"放下"这件事了，因为这起盗窃案发生在很久以前，但她似乎无法摆脱焦虑。在被问及最近一次感到自在和放松的时刻，安吉拉说她已经不记得什么是"正常"的感觉，因为她的过度警惕和焦虑已经成为一种"新常态"。

反思自己的经历

阅读了安吉拉的故事后，抽时间回想一下自己的经历，你可以选择反思并记录以下问题：

- 你是否有与安吉拉相似的感受，觉得自己或许应该"放下"过去发生的事情？这对你来说是一种什么样的体验？
- 是否曾经发生过什么可怕的事情，让你从此很难放松？你是否注意到在那件事之后，你变得更加焦虑，即便你并不处于危险之中？这对你有什么影响？

● 你是否曾担心，焦虑和亢奋感会成为你的"新常态"，或者你放松的能力已经被剥夺了？这些担忧如何改变了你或者你的生活方式？

焦虑感如何影响你的生活

长期处于焦虑、警惕和过度敏感的状态，会对你的生活产生很多影响，涉及工作、人际关系和爱好等各个方面。有时，心理创伤者可能很难认识到自己的焦虑和过度警惕，因为他们已经习惯了这种让自己兴奋起来的生活方式或这种发生在意识之外的情绪习惯。安吉拉的情况就是如此。

然而，有几种亢奋的症状，可以被认为是一种焦虑，心理创伤者应该意识到这一点。亢奋和焦虑的一些最常见症状包括无法放松、集中注意力，睡眠质量差或身体感觉不自在。你可能会感到紧张或恐惧，或者注意到你的思维模式发生了变化，你担心可能发生的不幸，设想最糟糕的结果，或者一遍又一遍地重复相同的想法（思维反刍）。这些想法或认知可能会影响或引起与焦虑相关的身体感受和情绪。

以下简短的自我评估（表 2–1）改编自贝克（Beck）焦虑量表和 DSM–5（美国精神医学学会，2013 年；贝克等人，1988 年），可以帮助你快速判断自己是否有亢奋和焦虑的症状。[DSM-5 全名为《精神障碍诊断与统计手册（第五版）》，它定义了所有心理诊断标准。]

亢奋和焦虑自评

阅读以下内容，并在 0 到 3 之间选择一个最合适的数字圈出，其中 0 表示"没有 / 从不"，1 表示"有一点 / 有时"，2 表示"中等程度 / 经常"，3 表示"很多 / 大部分时间"。

表 2-1　亢奋和焦虑自评表

我晚上难以入睡或保持睡眠。	0 1 2 3
我不能放松。	0 1 2 3
我害怕失去控制。	0 1 2 3
我很难专心完成任务。	0 1 2 3
我不得不重新阅读书面材料，因为我没有很好地"消化"它。	0 1 2 3
即使没有意义或对我无益，我也会保持警惕。	0 1 2 3
我很担心或想象可能发生的不幸。	0 1 2 3
我无意中对人发火。	0 1 2 3
我无法控制自己的脾气。	0 1 2 3
我总是在寻找周围环境中可能出错的地方。	0 1 2 3
我神经敏感，很容易受惊。	0 1 2 3
当我试图入睡时，我的思绪在旋转。	0 1 2 3

我感到耳边嗡嗡作响。	0 1 2 3
我感到紧张、发热和 / 或颤抖。	0 1 2 3
我的呼吸又快又浅。	0 1 2 3
我的心跳得很快。	0 1 2 3
我反复回想某些事情，有时会过度分析它们。	0 1 2 3
我感到紧张、不安和 / 或不舒服。	0 1 2 3
我感到头晕目眩。	0 1 2 3
我的胸部或喉咙发紧。	0 1 2 3
我有一种无名的焦虑感，感觉有什么坏事会发生，但我不知道是什么。	0 1 2 3
即使没有任何问题，我也会感到烦躁和不安。	0 1 2 3
我会做一些可能伤害自己的冒险行为，比如开车太快、花钱超支或故意自残。	0 1 2 3
总分	

　　将表 2-1 各项分值相加，填写在"总分"一栏。总分达到 24 分或以上，则表明你有高度亢奋 / 焦虑症状。

　　这些症状有的不容易察觉，但它们会削弱你的功能水平，让你难以集中注意力、安然入睡、发挥正常的功能水平和享受幸福的人际关系。使用以下练习来反思你的自评分数。

反思你的自评分数

你在自我评估中的得分是多少？这个结果是否出乎你的意料？请静下心来反思和消化你在自我评估中的收获。在反思自身经历的同时，可以考虑以下问题。

你的分数比你预想的高还是低？

_____

_____

_____

你的分数揭示了你自身的情况以及你正遭遇的困境。你对此有何感想？

_____

_____

_____

评估是否涉及一些你之前没有意识到的问题？

_____

_____

_____

有没有一些问题让你感到意外？有没有一些你之前没有意识到与亢奋/焦虑有关的事情？

_____

_____

_____

你认为这些症状对你的生活有何影响？

_____

_____

_____

为什么经受创伤后往往会出现亢奋

创伤经历经常导致"一次试验性认知"，这意味着单个事件或经历可以改变大脑结构和 / 或功能，从而迅速巩固形成新的认知。与其他类型的认知需要反复巩固不同，创伤认知只需一次经历就能发生，正如安吉拉所遭遇的那样。这种新的认知虽然在生存方面有其优势，但会损害心理健康和幸福感。

在经历了创伤之后，大脑可能会形成一些不安全感，认为世界（或者人们）充满了危险，或者认为只有时刻保持警惕才能保护自己。例如，如果你像安吉拉那样经历一次家庭入侵事件，你的大脑可能会"意识到"你在自己的家中不安全，或者独自一人时不安全，或者你需要不断防备入侵者。这些教训的学习能力之快，展现了大脑的强大功能。

在创伤经历中，大脑的威胁检测中心（杏仁核）被激活，从而引发一系列身体反应，使大脑和身体处于应激反应状态，这种"生存模式"一旦被激活，便会引导你（无意识地）选择一种本能的生存策略，比如战斗、逃跑或冻结。而这些生存反应都与杏仁核的激活和压力有关，不论是否真的有效，它们对我们的生存至关重要。也就是说，我们的大脑会认为我们是靠着紧张和进入生存模式才挺过了创伤，而事实也基本如此。

鉴于大脑的主要目标是保持你的生存（而不是心理健康），当生命受到威胁时，大脑会迅速学会如何最好地完成这一任务，这是合乎情理的。确切来说，受创后，大脑已经了解到你的安全存在着威胁，而让你在面对这些威胁时始终保持对周围环境的高度敏感，即使这意味着你不得不一直处于紧张、焦虑和生存模式，也是保证你活下去的最佳方式。最终，你可能会发现自己很难摆脱生存模式、降低杏仁核的活跃度，从而放松下来。

为了更好地了解创伤后焦虑／亢奋是如何发生的，这里总结了许多人的经历：

1. **创伤发生，杏仁核被激活。** 当你遭受创伤时，你的杏仁核（大脑中负责检测威胁和危险的区域）会被激活。它会提醒大脑和身体的其余部分存在威胁并且正在发生（或即将发生）可怕的事情。这就是安吉拉意识到有人闯入她家时发生的事情。

2. **应激通路被激活。** 杏仁核被激活后，它会将威胁信号发送到下丘脑，然后下丘脑会激活一条"应激通路"。它包括下丘脑、垂体和肾上腺。这条通路一旦被激活，它会启动体内的应激反应。

3. **压力下的身体反应。**当它被激活时，机体进入应激反应，个体往往会出现心跳加速、呼吸急促、肌肉紧张、胃部不适、头晕等躯体反应。当创伤发生时，安吉拉可能经历过这些症状。

4. **大脑"思维区"受到抑制。**当身体进入应激反应时，杏仁核的激活也会减弱大脑"思维区"，即前额叶皮层的活动。这会导致我们难以集中精神、保持专注或清醒地思考。同时，我们也可能无法完整地回忆起创伤事件的细节。

5. **大脑选择一种生存反应。**为了应对杏仁核检测到的威胁，大脑会选择一种生存反应——战斗，准备以某种方式直面威胁；逃跑，以某种方式逃离或摆脱威胁；冻结，面对似乎或确实无法以其他方式应对的事情时变得麻木和失去反应。安吉拉表示，在这次创伤性事件中，她选择了逃跑，从后门跑出去试图逃避危险。这是她的大脑在压力下作出的生存反应。

6. **大脑记住如何幸存于创伤。**当创伤事件结束并且很明显你已经幸存时，大脑会注意到这一点并迅速了解到生存反应（发生在杏仁核被激活和存在极端压力的背景下）起到作用。战斗、逃跑或冻结，以及变得极度紧张，都有助于让你生存下来。为了确保今后的生存，大脑会继续产生应激反应，让你感到长期焦虑和亢奋。虽然这感觉很糟糕，但大脑已经知道世界可能是一个危险的地方，而生存反应可以让你活下来，所以杏仁核会被继续激活，让你处于"生存模式"，以防再次遇到威胁。安吉拉亲身经历了这一情况，在家中遭到入侵后，她经历了长期的焦虑、高度警惕和恐惧。

使用以下练习来反思你的生存反应。

你的生存反应

当我们面临压力和焦虑时，每个人都有自己的生存反应。你能发现自己有哪些应对策略，以及在什么情况下会使用它们吗？回答以下问题以更好地了解你自己的生存反应。

战斗反应：有些人在面对焦虑和压力时，会采取主动进攻的态度，他们会提高工作效率或者要求立即处理与他人的纠纷。他们在感到焦虑或愤怒时，也可能表现出挑衅或自信的行为。你是否有过这样的战斗反应？是在什么情况下呢？

我何时选择战斗：_____

_____

逃跑反应：有些人在面对压力或焦虑时会选择撤退，这可能是一种逃离或逃避的反应。这种反应可能表现为一个人想要离开某个现实情境，以此分散注意力，或忽视他们遇到的问题。你是否也有过逃跑的行为？是在什么时候？

我何时选择逃跑：_____

_____

冻结反应： 有些人在压力过大的情况下会失去行动力、变得沉默或无法回应，这就是一种冻结反应。有时，当一个人在压力下忘记了自己想说什么时，例如在争论中，也会发生这种情况。你是否也有过类似的经历？是在什么情况下？

我何时选择冻结：_____

_____

你的回答可能显示出你倾向于一种特定的生存反应，这是你在遇到焦虑或困境时的"首选应对方式"。了解自己的这一倾向可能会有所帮助，因为你可以将这些倾向传达给其他人，并了解自己在压力下为何会有这样的行为。

心理治疗师在沟通时可能用到的术语

如果你和安吉拉有着类似的经历，心理治疗师可能会在你们的对话或治疗记录中使用以下术语：

焦虑。这是一个广义的描述词，可以涵盖特定的疾病，例如恐慌症或一类障碍（焦虑症）。同时，它也可用于描述一种情绪状态（"我感到焦虑"），即使没有得到正式的诊断。焦虑的症状可能包括担心、兴奋、警惕、紧张和 / 或颤抖等感觉。此外，下面描述的警觉和反应性症状，通常被认为是焦虑症状。

警觉和反应性症状。这是 DSM–5 中 PTSD 的一个症状类别，它涵盖了六个症状，包括易怒 / 攻击性、破坏性行为、过度警觉、敏感的惊跳反应、注意力不集中和睡眠困难。尽管创伤幸存者通常不会经历所有这些症状，但个人通常会报告其中一种或多种症状。

你的大脑需要什么

令人欣慰的是，大脑中与心理健康和疾病相关的多个区域，都可以通过心理治疗技术、药物治疗，以及坚持使用一些简单有效的工具和技巧，来实现积极的结构和功能变化。你的大脑学会了如何保持警惕、焦虑和过度警惕，同样，它也可以学会如何恢复平静。如果你感到紧张不安，睡眠质量差，注意力难以集中，思绪不断飞扬，那么你需要让你的大

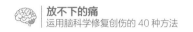
脑做到以下几点，以达到更放松的状态。

1. 运用自下而上的技巧，以减少威胁检测中心（杏仁核）被激活的频次。正如本章前文所述，当杏仁核激活时，它会引发一系列反应，从而在身体和大脑中产生应激反应。如果你的目标是减轻压力和焦虑，那么你需要减少杏仁核被激活的频次，这样才能让身体和大脑放松。值得庆幸的是，运用一些自下而上的技术，通过身体来改变大脑，可以帮助降低杏仁核的活动和反应性。

2. 运用自上而下的技巧，调动注意力并淡化对焦虑情绪的关注。虽然自下而上的技巧是降低杏仁核活动的最好和最快的方法，但自上而下的技巧，即通过改变思想来改变大脑（而不是通过改变身体）的方法，也有助于训练你的大脑放松。当你练习一种具有强大的自上而下成分的技巧时，你就学会了如何增强大脑的思考和理性区域。反过来，增强这些大脑区域可以帮助你用你的思想控制杏仁核的反应。

下一节将详细介绍五项技能，这些技能结合了自下而上和自上而下的方法，可以帮助你了解如何降低大脑的威胁检测中心的活动。当你能够减少杏仁核被激活的频次时，它会让你摆脱焦虑和警惕，感到更加平静和放松。

应对挑战的技能

在本节中，你将学习五种技能，它们可以帮助你学会在进入亢奋状态时平复自己的情绪并重新调节自己。这些技能包括深呼吸、以激活身心联系的方式呼吸、身体放松技术（又称"自生训练"）、利用潜水反应激活迷走神经以减少杏仁核激活，以及激活大脑中的镜像神经元以帮助你与他人建立联系并得到他们的抚慰。

技能 1：深呼吸（自下而上）

这个练习被归类为自下而上的技巧，它通过调节身体，尤其是呼吸，来平息杏仁核的活动。尽管"深呼吸"或者"放松呼吸"听起来很老套，但是呼吸却是一种非常强大的方式，可以刺激迷走神经，降低杏仁核的活动水平和压力水平。然而，有些人对呼吸练习不太感兴趣，也不太理解它们的好处。具体来说，有几个原因让呼吸训练常常遭到排斥或者被认为"没用"。

很多人的呼吸方式并不能帮助他们放松。相反，他们没有意识到，他们的呼吸方式实际上加剧了他们的焦虑。当你呼吸时，你的脑海里可能会充斥着可怕或其他令人痛苦的想法，这会削弱呼吸练习的放松效果。即使你按照正确的、有利于放松的方式呼吸，如果你的内心告诉你自己将死于飞机失事，你也很难平静下来。如果你只有在快要恐慌时才开始呼吸练习，那么呼吸可能无法达到预期的效果。如果你非常熟练深呼吸（也就是说，你至少已经持续练习了几个月），深呼吸在应对急性压力时可能会有帮助，但它更适合缓解长期的慢性压力和焦虑而不是剧烈的急性焦虑。因此，将深呼吸作为一项日常技能进行练习，而不是仅在遇到强烈焦虑的时候才使用它。下面是一些指导，可以教你如何正确呼吸以进行压力管理，并帮助你从呼吸练习中获得最大收益。

1. **摆姿势**。呼吸可能无法帮助你放松的一个关键原因是，你可能在某个不对的姿势或姿态中练习呼吸，这使得激活迷走神经和放松身体变得困难。许多人会在弯腰驼背或肩膀向内弯曲时尝试深呼吸。这些防御姿态会导致呼吸急促而受限，实际上会加剧焦虑。因此，在你开始深呼吸练习之前，检查一下你的身体位置，并调整到正确的姿势，使你能够最大限度地充分深呼吸，以激活迷走神经。下面有一些姿势示例，可以帮助你在呼吸时感到更放松。选择一个适合你的，并在每次深呼吸时都保持这个姿势。

    姿势 1：背部挺直坐好，双手轻轻放在脑后，感觉肋骨被拉开。

    姿势 2：背部挺直坐好，双手放在肋骨上，肩膀放松下沉，向后微微收拢。

    姿势 3：平躺在地上，双臂自然伸展在身体两侧，掌心向上。

2. **开始呼吸**。接下来，慢慢地深吸一口气，再慢慢地呼出来，注意呼吸的节奏和身体的感觉。专注于深深地吸气和呼气，但吸气的深度要让自己觉得舒服。呼气时，尽量让它比吸气的时间更长一些。这样做可以让你在呼吸的过程中更快地放松身心。

3. **集中精神**。为了使自己远离痛苦或反复纠缠的思绪，你要有意识地将思想集中在某个词语、想法或短语上。或者，你也可以选择用计数法来集中精神，也可以每次吸气和呼气时数到固定的数字。例如，你可以在吸气时数到五，在呼气时数到八（以延长和强调呼气）。保持这样的姿势，集中精神，延长呼气，重复几次呼吸。

4. **加入屏气**。接下来，你可以开始进行一些温和的屏气。这并不需要让你感到不适。你只需在每次吸气后开始短暂地屏住呼吸，数二到四秒（根据你的舒适程度而定）。在每次吸气后都重复这个动作，然后再开始呼气。每次吸气后屏住呼吸可以维持大脑中的氧气并保持对迷走神经施加压力，这样的呼吸练习可以让你更充分、更快地放松。

5. **重复**。现在，重复呼吸五到十分钟，注意每次吸气要充分而深沉，屏住呼吸几秒，然后慢慢呼气，同时保持你选择的姿势。你可以参考以下的示范：

> 将双手放在脑后，然后开始慢慢吸气，缓慢计数……

屏住呼吸，缓慢计数……

非常缓慢地呼气，缓慢计数……

再次重复……

深呼吸的技巧

你需要练习，练习，再练习！练习能带来进步。如果你养成有规律的呼吸练习（最好是每天都做），随着时间的推移，你会发现呼吸效果越来越好。通过反复练习，你的杏仁核将学会如何利用呼吸来快速地调节自己的活跃度。这意味着随着时间的推移，这项技能可能会变得越来越强大和有益。作为一种正式的练习，请每天专注于深呼吸五到十分钟。此外，你可以在从事其他任务（例如开车、使用计算机或看电视）时顺便练习深呼吸。你越是训练你的身体和大脑进行充分而深入的呼吸，它就越会成为一种习惯。

技能 2：身心连接呼吸（自下而上和自上而下）

就像上一个技巧一样，这个练习也是一种呼吸技巧，属于自下而上的技巧。然而，这种技巧更为复杂，融合了自上而下的元素（例如意象），这使其成为一种强有力的自下而上／自上而下的组合练习。具体来说，这项技巧整合了深呼吸、激活迷走神经、呼吸注意力、视觉意象、思维管理和身体姿势，以帮助你放松和抑制杏仁核的活动。要进行这个练习，请遵循以下说明。

1. **采取放松的姿势**。首先根据以下姿势之一调整你的身体：

姿势 1：平躺，用椅子或其他物品垫住小腿部分，使膝盖呈直角弯曲。手臂可以放在身体两侧，也可以放在头顶上方。

姿势 2：平躺，屈膝，双脚平贴地面。手臂可以放在身体两侧，也可以放在头顶上方。

姿势 3：找到一面空白的墙，仰卧，后背朝向墙，缓缓抬起双腿并靠在墙上，与墙面垂直成直角。

这些姿势都有一个共同的作用：放松腰肌。腰大肌将脊柱连接到腿部，将骨盆连接到躯干。重要的是，这些肌肉会对压力和创伤经历做出反应并且将其储存起来。它们会在你感到压力过大（以及遭受创伤时）时紧绷起来。因此，一种通过身体来让杏仁核放松的方法就是释放腰大肌的紧张感，这样就能向大脑传递一个信号：周围没有危险，可以安心放松。

2. **将注意力集中在呼吸上**。现在以放松的姿势，轻轻闭上眼睛，将意识转向内心，专注于呼吸。此刻，你不用刻意改变呼吸的节奏，只需留意每一次吸气和呼气的感受。就这样静静地停留一会儿，与自己的呼吸相伴。

3. **使呼吸可视化**。当你与呼吸保持联系时，想象你吸入的空气是一种颜色而你呼出的空气是另一种颜色，在心中描绘一幅视觉意象。你可选择任何颜色，例如可选择吸入紫色的空气，呼出橙色的空气，只要它们是你喜欢的颜色，有助于你放松即可。

4. **使用一个正面的词语。** 接下来，当你想象呼吸的颜色时，你可以在吸气和呼气时慢慢地重复一个正面的词或短语。你可以用同一个词语来配合每一次呼吸，也可以根据吸气和呼气的不同选择不同的词语。例如，你可以在吸气时想着"能量"，在呼气时想着"平静"。将注意力集中在一个特定的词上，是一种有效地摆脱那些令人烦恼、反复纠缠、加重压力的思绪的方法。

5. **延长呼吸。** 继续可视化呼吸并重复正面词语，同时保持腰大肌放松姿势，同时开始延长呼吸，让吸气和呼气都更加深长。这样做，再加上你的身体姿势，将有助于激活你的迷走神经。迷走神经是一条颅神经，能够让身体和大脑达到放松状态。继续这个练习大约十分钟。

身心连接呼吸的技巧

如果你发现整合所有的技巧太具有挑战性或太困难，可以根据需要修改此练习。例如，如果躺下会触发你的负面情绪，你可以改变姿势，在坐姿状态下完成某个技巧。或者，如果你不擅长意境想象或者在闭上眼睛时出现干扰性的画面，你可以选择睁着眼睛完成练习。把对你最有用的练习方法记录下来，或者在找到最合适的方法时发挥你的创造力。这项技巧最重要且不可改变的部分，包括深呼吸、激活迷走神经和确定要集中注意力的事物（可以是一个平静的想法、词语、画面等）。

技能 3：自生训练（自下而上和自上而下）

自生训练结合了自下而上和自上而下的技术，包含认知和躯体元素。在本练习中，你将专注于身体的不同部位，并在关注这些部位的同时，重复陈述这些部位的感受。

你可能会或可能不会真正感受到你对自己说的话，这没关系。这项技术的主要目的是学习如何用心智，以一种与放松反应相符，而不是与应激反应相符的方式，调节血流。当杏仁核被激活并且应激通路（HPA 轴）开启时，它会在体内产生应激反应。这种应激反应与血流变化有关，血液从腹部、手、手臂、脚和小腿流走，集中到大肌肉和头部、颈部、肩部和背部。这种血液流动的变化使你更强壮、更敏捷，这样你就可以应对或逃离危及生命的危险。然而，当没有危险时，这种血流改向没有帮助，并且会导致胃肠道问题、慢性肌肉紧张和疼痛以及头痛。在这个练习中，你将学习如何将血液从你的头部和大肌肉重新引导回你的核心区域、手臂、手、腿和脚。这些区域的血流与深度放松有关。要练习自生训练，请按照以下步骤操作。

1. 睁眼或闭眼，将注意力集中在呼吸上，感受吸气和呼气的感觉。

2. 花点时间审视一下你的身体，注意各个部位的紧张感或不适感。只需察觉这些感觉，不要对它们做出任何评价。

3. 接下来，将你的注意力转移到你的脚上，感受这个区域并注意这个区域的感觉，还要注意你的脚是冰冷的还是温暖的。

4. 现在，默念或轻声对自己说：

   我的脚很暖和。

   我的脚很暖和。

   我的脚很暖和。

   我的脚很暖和。

   我的脚很暖和。

   同时，祝愿自己能够放松。

5. 继续将你的注意力集中在你的脚上，默念或轻声重复：

   我的脚很沉重。

   我的脚很沉重。

   我的脚很沉重。

   我的脚很沉重。

   我的脚很沉重。

   同时，祝愿自己能够放松。

6. 开始慢慢地将注意力向上移动一点，注意小腿的感觉。

   在关注你的腿时，请重复：

   我的腿很暖和。

我的腿很暖和。

我的腿很暖和。

我的腿很暖和。

我的腿很暖和。

同时，祝愿自己能够放松。

7. 继续将注意力集中在腿上，重复：

我的腿很沉重。

我的腿很沉重。

我的腿很沉重。

我的腿很沉重。

我的腿很沉重。

同时，祝愿自己能够放松。

8. 现在将你的注意力向上转移到手部，开始感受这个部位，注意你的手是冷还是热。在关注你的手部时，重复：

我的手很温暖。

我的手很温暖。

我的手很温暖。

我的手很温暖。

我的手很温暖。

同时，祝愿自己能够放松。

9. 继续将注意力停留在你的手部，重复：

我的手很沉重。

我的手很沉重。

我的手很沉重。

我的手很沉重。

我的手很沉重。

同时，祝愿自己能够放松。

10. 接下来，将注意力移到手臂上，重复：

我的手臂很温暖。

我的手臂很温暖。

我的手臂很温暖。

我的手臂很温暖。

我的手臂很温暖。

同时，祝愿自己能够放松。

11. 继续将注意力停留在你的手臂，重复：

我的手臂很沉重。

我的手臂很沉重。

我的手臂很沉重。

我的手臂很沉重。

我的手臂很沉重。

同时，祝愿自己能够放松。

12. 接下来，将注意力转移到你的核心区，转移到你的腹部区域，感受这个部位并留意自己的感觉或体验。重复以下内容：

我的胃很暖和。

我的胃很暖和。

我的胃很暖和。

我的胃很暖和。

我的胃很暖和。

同时，祝愿自己能够放松。

13. 继续感受腹部区域，重复：

我的胃柔软而放松。

我的胃柔软而放松。

我的胃柔软而放松。

我的胃柔软而放松。

我的胃柔软而放松。

同时，祝愿自己能够放松。

14. 最后，将注意力转移到身体最上方的头部和面部。感
受这个部位，留意你的感觉，重复：

我的头很凉爽。

我的头很凉爽。

我的头很凉爽。

我的头很凉爽。

我的头很凉爽。

同时，祝愿自己能够放松。

15. 持续关注头部区域的感觉，重复：

我的头和脸都放松了。

我的头和脸都放松了。

我的头和脸都放松了。

我的头和脸都放松了。

我的头和脸都放松了。

同时，祝愿自己能够放松。

16. 结束此练习时，请将注意力转移到呼吸上并深呼吸两次，然后再回到房间。

自生训练的技巧

在这种技巧中，你关注的身体部位的顺序并不重要，但所用的措辞很重要。不要更改脚本的措辞（例如将温暖改为凉爽），因为所使用的词语旨在促进血液流动变化，特别有利于身体放松。改变措辞可能会降低该技巧的放松效果。

你要在安静的空间中进行此项练习，尽量减少干扰，将其视作一种最能让你全神贯注的正式练习。虽然你可以使用提供的确切脚本来完成它，但如果你希望延长练习时间，则可以将每一句话重复五次以上，以达到更深的放松效果。

技能 4：潜水反应（自下而上）

这是一种相当违反直觉的自下而上的技巧，它通过激活迷走神经（如本章前文所述）来快速地平静身体和大脑。如果你正在经历急性、高水平的压力或焦虑，这种技巧可能特别有用。这种技巧被称为"哺乳动物潜水反射"，简称"潜水反应"。虽然在体验上有点不适，但它可以减少应激反应并引起放松反应。操作方法如下：

1. **取冷水或冰块。**你可以在碗里装满冰水，在水槽里放好冷水，或者准备一些冰袋（最好是四个）。你也可以将冰块放入塑料袋中。

2. **屏住呼吸。** 不需要屏住太久，开始屏住呼吸后立即转到步骤 3。

3. **将冷水 / 冰敷在脸上。** 如果你使用的是自来水或碗中的水，轻轻地将水泼到你的脸上。如果你使用的是冰块，请拿起冰袋并将它们用力压在脸上，分别放在额头、下巴和两边的脸颊，固定住。将冰敷在脸上，或继续将冷水泼在脸上，持续约 30 秒。

4. **放开呼吸。** 现在，停止泼水或拿掉冰袋，开始呼吸。根据需要重复这个过程。

虽然这个练习看起来很奇怪，但它是一种原始而有效的方法，可以通过激活迷走神经来诱导副交感神经兴奋（放松反应的技术名称）。研究表明，身体会通过降低血压和心率（这会让你感到放松）来应对突如其来的冷水，从而帮助你在意外掉入寒冷的深水中时生存下来。在突然发现自己沉入水中并面临溺水威胁时，血压和心率的降低可以帮助你保留可能需要的能量。因此，当你感到焦虑紧张时，这种生存反应可以用作焦虑的一种"解决方案"。

潜水反应的技巧

这种快速简便的技巧在面临压力或焦虑的时刻尤其有效，例如在参加高风险会议、面试或比赛之前。有些人反馈说，这项技巧不仅可以让他们平静下来，还可以促进思路清晰和注意力集中，这并不奇怪，因为你在放松时更容易集中注意力。此外，这项练习也可以在睡觉前做，从而保持睡前的平静和放松。

技能 5：激活镜像神经元（自下而上）

减轻焦虑和抑制杏仁核的活动，有一种自然、简单却不常用的方法，即激活大脑中的镜像神经元。镜像神经元是大脑中的特殊细胞（神经元），能让你与他人建立联系，感受他人的情绪。当你激活镜像神经元时，你可能会对他人产生更强烈的依恋感。而且，只要这种联系是积极和有益的，镜像神经元的激活就会促进催产素的分泌，这是一种被称为"拥抱激素"的物质。催产素能降低皮质醇的水平，皮质醇是一种应激激素，在应激通路（HPA 轴）激活时释放。因此，激活镜像神经元，提高催产素，可以有效地逆转应激反应、降低皮质醇，从而帮助你放松身心。值得庆幸的是，有很多方法可以激活镜像神经元和提高催产素。以下是一些建议：

- **与其他人建立联系。** 我们与他人相处时，身体接触、声音（例如听到对方的声音）和眼神接触等方式都能激活我们的镜像神经元。要激活镜像神经元并减少皮质醇，我们每天都应该花时间与给予我们支持的人进行眼神交流。与亲近的人进行身体接触，例如拥抱，也是快速减少皮质醇的好方法。除了频繁的身体接触

外，每天至少与支持你的家人或朋友进行十分钟的
交谈。

● **与动物建立联系**。宠物，以及更广泛的动物，也可以
激活镜像神经元并产生平静感。如果你养了宠物，一
定要每天亲昵、抚摸和陪伴它们。这样不仅能让它们
感受到你的爱意，也能帮助你减轻压力、放松心情。

● **观察他人**。与他人直接互动固然有诸多好处，但是你
也可以通过简单地与他人共处并观察他们来激活镜像
神经元。比如，你可以在户外咖啡馆或公园里看看周
围的人。这样虽然不能满足你的社交需求，但是单纯
地观察他人的行为已被证实可以激活镜像神经元，让
你感到平静。

● **观看一部"暖心"的电影**。虽然通过屏幕观看他人的
生活无法与亲身体验相媲美，但你可以通过电影中的
角色激活自己的镜像神经元，从而影响自己的情绪。
就像看恐怖片会让你感到恐惧一样，看一部"暖心"
的电影可以激活镜像神经元，让你感受到温馨和舒适。
这样做可以降低你的皮质醇水平，缓解你的压力。

激活镜像神经元的技巧

请牢记，与他人交流会以正面或负面的方式激活镜像神
经元。例如，如果你陷入了一段不健康的感情，你和对方的

镜像神经元激活可能会让你陷入悲伤、抑郁或愤怒的情绪中。也就是说，并不是所有的镜像神经元激活都是有益的。要想让它们对你有利，而非有害，要想缓解压力和杏仁核的激活，你和他人的交流必须是积极正面的。寻找并与给予你支持的人沟通，对你的心理健康非常重要。

暂停并反思

现在你已经读完了本章内容，现在请暂停并反思你所学到的内容和你觉得有用的技能。记住哪些适合你、哪些不适合你。当我们感到焦虑时，杏仁核会抑制大脑思维区域的激活；在这种情况下，我们很难清晰地思考和记起对我们有益的事物。例如，我们大部分时候都明白深呼吸可能会有效果，但是在焦虑的时候，却很容易忘记这个方法。当我们处于压力之下时，我们"懂得"的东西也不容易想起来。

因此，为了在压力下保持清晰的思维，你可以把你掌握的应对技巧和你想要牢记的事项写在纸上，以便随时查阅。下面这张记录表就是一个很好的工具，你可以在上面记录那些能够缓解你的焦虑、增强你的放松感的技巧。这些技巧可以是本书中介绍的，也可以是你从其他地方学习的。

应对压力和焦虑的技能

表 2-2 回顾了本章所述的技能，也可用于记录每项技能对你的效果如何。当你感到压力和焦虑给你的生活带来负面影响时，选择一项适合相应情境的技能。第二列告诉了你最佳的练习时机。在第三列，记下你在接下来一周里何时以及如何尝试这项技能。然后，静下心来反思你的体验。如果你掌握了其他有益的技能或者技巧，可以把它们填写到表格的空白处。如果你需要更多空间，你可以打印更多的页面或者用日记的形式来反思你的经历。

表 2-2　应对压力和焦虑的技能练习

技能/技巧	最佳练习时机	何时练习这项技能（日期、时间、情境描述）	反思这段体验。这项技能有用吗？
深呼吸	当感到不安或焦虑时，或心情平静时，作为常规练习		
身心连接呼吸	当感到不安或焦虑时，或心情平静时，作为常规练习		
自生训练	当感到不安或焦虑时，或心情平静时，作为常规练习		

续表

技能/技巧	最佳练习时机	何时练习这项技能（日期、时间、情境描述）	反思这段体验。这项技能有用吗？
潜水反应	当感到不安或焦虑时		
激活镜像神经元	定期与支持你的人、心态积极的人一起练习		

第三章

内心的风暴：
学会调节愤怒情绪

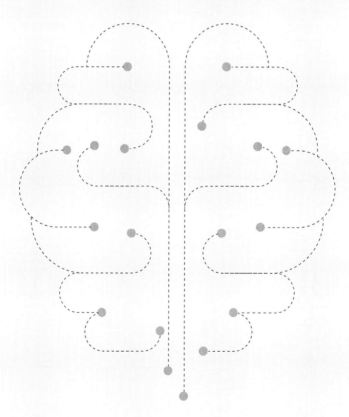

37 岁的约翰是一名建筑师，他的父亲是个酒鬼，给他的童年留下了无助和恐惧的阴影。他记得父亲经常辱骂甚至动手打母亲和兄弟姐妹，那时的他曾发誓绝不会变成父亲那样的人。可是，长大成家的约翰却发现自己对孩子的态度越来越像父亲对他的态度，他经常对孩子大声呵斥，这让约翰有些后怕。每当他工作压力大，或者觉得家里乱七八糟、嘈杂不堪时，他就会情绪失控，对家人大吼大叫；哪怕是很小的事情，也会让他愤怒不已。大发雷霆这样的行为让自己也难以置信。由此，他在周末会有意识地远离家人。他意识到这是童年生活的创伤经历影响了自己现在的行为，但他却对此无能为力。

反思自己的经历

在阅读了约翰的故事后，抽时间回想一下自己的经历，你可以选择反思并记录以下问题：

● 你是否也曾像约翰一样，感到自己无法控制情绪，或者被某些事物"触发"愤怒情绪，难以平复激动的心情？这种感受对你来说是怎样的？

- 自从经历创伤后，你是否觉得自己变了一个人，变成了你不想成为的样子？你是否有过一些"出格"的想法或行为？

- 你是否对自己缺乏信任，因为你不知道自己在不同的场合会做出什么样的反应？你是否为了避免自己发脾气、变得暴躁或对别人无礼而与人疏远或回避？

愤怒情绪如何影响你的生活

许多人在经历过创伤后，难以控制自己的愤怒情绪。这是心理创伤者普遍存在的问题，但他们并不一定意识到这与创伤事件有关。有些人将愤怒情绪归因于他们的性格，认为"他们天生就是这样"。其实，我们每个人都有自己的气质特点，但如果愤怒情绪失调，导致行为失控，那就需要改善了。如果不及时解决愤怒情绪，你的人际关系和工作生活都会出现问题，也正因为如此，愤怒情绪成为许多人寻求心理咨询的原因之一。

那些难以控制自身愤怒情绪的人，往往也意识到了这一点。但有时候，我们很难区分这是自己的问题还是外界（比如环境、情境或周围的人）的影响。虽然你的行为始终取决于你自己，但有时候心理创伤者会将发怒视为无理行为，或者认为自己表达愤怒的方式是有害的，但事实并非如此。换言之，心理创伤者有时会认为自己的愤怒是不正常的或者是不能被接受的，但这也不一定正确。愤怒并不总是不健康的。

以下简短的自我评估，即失调性愤怒自我评估，系根据临床愤怒量表［斯内尔（Snell）等人，1995 年］和状态特质愤怒表达量表［施皮尔贝格尔（Spielberger）等人，1983 年］改编而成，旨在帮助你判断你是否因为愤怒而给自己或他人带来了伤害或困扰。这个自我评估列举了一些心理创伤者对自己的观察和感受。

失调性愤怒自我评估

阅读以下内容（表 3-1），并在 0 到 3 之间选择一个最合适的数字圈出，其中 0 表示"没有／从不"，1 表示"有一点／有时"，2 表示"中等程度／经常"，3 表示"很多／大部分时间"。

表 3-1 失调性愤怒自我评估表

我总是感到愤怒（无论是否表达出来）。	0 1 2 3
我因为自己在生活中失败而感到愤怒。	0 1 2 3
我对别人充满敌意。	0 1 2 3
别人总是试图惹恼我。	0 1 2 3
我因为别人搞砸了我的生活而感到愤怒。	0 1 2 3
我会因为愤怒而想伤害别人（无论是否表现出来）。	0 1 2 3
我会因为愤怒而伤害别人的情感。	0 1 2 3
我会因为愤怒而伤害别人的身体。	0 1 2 3

我担心自己会失控，因为愤怒而伤害别人（无论是情绪上还是身体上）。	0 1 2 3
我对别人大吼大叫的次数比以前多，或者比正常情况下的多。	0 1 2 3
我因为愤怒而与他人隔绝。	0 1 2 3
因为我的愤怒，我在工作中遇到了麻烦。	0 1 2 3
我后悔自己在愤怒时的行为方式。	0 1 2 3
我没有耐心。	0 1 2 3
我通过摔门、扔东西、大喊大叫或其他方式来表达我的愤怒。	0 1 2 3
我因为情绪失控而被踢出公司或禁止进入他人住所。	0 1 2 3
当我生气时，我会感到失控。	0 1 2 3
由于情绪失控，我失去或者险些失去一些人际关系。	0 1 2 3
我明白我的愤怒爆发是不合理的或者过度的。	0 1 2 3
我的愤怒影响了我做出正确决定的能力。	0 1 2 3
我会毫无征兆地突然暴怒。	0 1 2 3
由于我的愤怒爆发，其他人不喜欢我。	0 1 2 3
当我想睡觉时，我的愤怒让我无法入睡。	0 1 2 3
我的愤怒正在损害我的健康（导致胃痛、头痛等）。	0 1 2 3
我对自己的愤怒程度感到惊讶。	0 1 2 3
我的愤怒损害了我清晰思考的能力。	0 1 2 3
周围的人告诉我，他们认为我的愤怒情绪是个问题。	0 1 2 3
总分	

将表（3-1）各项分值相加，填写在"总分"一栏。总分达到 28 分或以上，表明你可能存在临床上的愤怒情绪问题，愤怒的表达方式可能影响你的人际关系和工作表现。

使用以下练习来反思你的自评分数。

反思你的自评分数

你在自我评估中的得分是多少？这个结果是否出乎你的意料？请静下心来反思和消化你在自我评估中的收获。在反思自身经历的同时，你可以考虑以下问题。

你的分数比你预想的高还是低？

你的分数反映了你的愤怒情绪以及你应对愤怒的能力。你对此有何感想？

评估是否涉及一些你之前没有意识到的问题？

你是否对某些问题感到意外？你有无忽略一些与失调性愤怒有关的因素？

_____

_____

你认为这些症状或经历如何影响你的生活？

_____

_____

_____

为什么经受创伤后往往会出现愤怒情绪

在创伤事件中，大脑会优先考虑生存，激活应激通路（位于身体和大脑中）并迅速选择一种生存反应。特别是皮层下脑区——尤其是杏仁核会选择它认为最能确保你生存的反应。大脑选择的生存反应取决于多种因素，包括（但不限于）训练（如军事训练或个人防卫课程）、过去的创伤经历、社会规范（可能不赞成女性表现出愤怒），或个性/气质。无论你的大脑在压力或创伤事件中做出了何种反应，有时候提醒自己你的大脑是在用它选择的反应保护你会很有帮助。

当一个人在经历创伤后，反复表现出不健康或不成比例的愤怒，通常可以理解这个人陷入了"战斗"生存反应，但这种反应对应对情况并没有帮助。虽然你的大脑的目标是帮助你保持生命，但它在创伤后可能会误判威胁，将非威胁性情况或非紧急压力源当作生命威胁。如果你冲动地对待亲人、朋友或同事，就好像他们很危险一样，而实际上他们并非如此，这可能会给你的生活和人际关系带来问题和损害。

有时，客户会问："为什么心理创伤者会进入'战斗'模式而不是'逃跑'或'冻结'模式？"其实并非所有的心理创伤者都是如此。有些不会进入"战斗"生存模式，而是在经历创伤后因应激反应而僵住或逃跑。

经历过创伤后之所以进入"战斗"模式，通常有两个可能的原因：这是他们的大脑在遭受创伤时选择的反应，或者他们在遭受创伤时，希望自己能有这种反应。对于前者，你可以将战斗反应视为一种在创伤性事件后形成的"大脑习惯"，即大脑认为"战斗"使你得以存活。因为大脑记住了战斗反应在创伤中保全了你的性命，它就会认为在未来面对压力时，也要用同样的方式保护你。这并非毫无道理：人们往往会对愤怒的人敬而远之。但是，当你的目标是享受生活和与他人建立联系时，而且你所处的环境几乎没有危险时，这种下意识的求生反应可能具有破坏性。

如果你在遭受创伤时陷入了"冻结"反应，导致你感到无助，你也可能会进入"战斗"模式。就约翰而言，他在童年时期就经历了父亲对家庭的恐吓，感受到了无助。有时你可能会提醒自己，你无法采取行动来阻止最初的创伤，这是可以理解的，你再也不想体会那样的感觉了。为了感觉到自己的强大，你可能会在面对压力源时大发雷霆。从某种意义上说，这是一种尝试纠正或修复你在创伤期间所经历的无助感的尝试。然而，具有讽刺意味的是，虽然目标是通过斗争获得力量和控制感，但失调性愤怒往往会产生相反的体验，让你再次感到羞愧和失控。

为了更好地了解创伤后失调性愤怒的形成过程，这里总结了许多人的经历。

1. **你遇到创伤提示物或感知到威胁/危险，杏仁核被激活**。这是你的大脑向你发出的警报，告诉你有危险存在。有时在创伤后，杏仁核不仅变得过度活跃（超敏感），而且会变得过度反应，在不同的情境下产生过度的反应。虽然杏仁核被激活或过度反应可能会让你感到恐惧，引发"逃跑"的生存反应，但它也可能会让你产生"战斗"的反应。如果你过去无法保证自己的安全，你的大脑可能会选择将这种杏仁核激活解释为愤怒，以此来激励你采取行动保护自己。如果过去的恐惧反应导致你受到了额外伤害，那么杏仁核可能会认为，保持你的安全和生存的最佳方式是对抗感知到的威胁，就像约翰的情况一样。

2. **你的"逻辑大脑"离线**。当杏仁核被激活时，它会导致你大脑中负责逻辑、推理的区域，也就是前额叶皮层停止运作。这让你很难用自己的理性来控制你的愤怒，在你做出可能会后悔的行为之前抑制住它。当生存大脑（杏仁核）占据主导而理性大脑（前额叶皮层）处于离线状态时，你可能会觉得自己好像"失去了理智"，这并非无稽之谈，因为你无法冷静地分析情况，判断你的反应是否过度了。

3. **你行为冲动，有时令人遗憾。** 当你"失去理智"时，你可能会做出一些事情，事后会感到内疚或尴尬，这就是约翰每次对家人大发雷霆后的感受。当这种情况反复发生时，有些人会觉得自己无法相信自己的反应，这会让他们想要远离或避免可能引发他们情绪的情境。

使用以下练习来反思自己的愤怒表达方式。

如何表达愤怒

随着时间的推移，我们往往会养成自己的愤怒表达习惯。有时，当愤怒情绪失控时，我们会养成一些不利于自己或他人的行为模式或习惯。在反思自己表达愤怒的方式时，请考虑以下事项。

你生气后，常感到内疚吗？如果是，是情绪本身让你感到内疚吗（也就是说，你感到内疚是因为你生气了吗），还是你表达情绪的方式让你感到后悔？为什么？

_____

_____

_____

_____

你生气的时候，是否经常感到失控？具体有什么感受？生气时，你有没有及时控制而不发火的时候？在什么时候？这种体验和其他时候有何不同？

_____

_____

_____

你"失去理智"的激惹因素是什么？你是否在极力避免这些激惹因素？这样做有没有什么影响或损失（例如错过有趣的活动，无法与家人共度时光等）？

_____

_____

_____

如果你发现自己在生气时无法控制自己，常常为此感到懊悔或内疚，并且因为失调性愤怒而错失了许多生活的美好，那么这可能是你需要和心理治疗师共同关注和改善的一个问题。

心理治疗师在沟通时可能用到的术语

如果你和约翰有着类似的经历，心理治疗师可能会在你们的对话或治疗记录中使用以下术语：

警觉和反应性症状。这是 DSM-5 中 PTSD 的一个症状类别，它涵盖了六个症状，包括易怒／攻击性、破坏性行为、过度警觉、敏感的惊跳反应、注意力不集中和睡眠困难。尽管创伤幸存者通常不会经历所有这些症状，但个人通常会报告其中一种或多种症状。

情绪失调。这不是一个特定的疾病名称，而是一种概括性的说法，用来描述一个人难以应对强烈的消极情绪。通常，愤怒是个人最难调节的主要情绪，这在许多类别的疾病中都有体现，包括创伤和压力源相关疾病、焦虑症和情绪障碍。

你的大脑需要什么

大脑中的杏仁核和前额叶皮层是两个可以通过不同方式朝着健康的方向改变的区域。心理治疗、药物治疗、放松练习、身体锻炼和认知行为技术等方法都能促进这些区域的变化。如果你留意到自从遭受创伤后，你对愤怒的体验和反应发生了变化，请记住你的体验可以再次改变，你的大脑可以学习如何降低对激惹因素和压力的反应。下面是你需要做的一些事情，以帮助你更好地调节愤怒。

- 自下而上的技巧旨在降低大脑威胁检测中心（杏仁核）的活动。失调性愤怒通常是由将情况误解为比实际更具威胁性而导致，其实这是由于杏仁核过度活跃或反应过度导致的。虽然有些人可能会将这种杏仁核的活动解释为恐惧（如其他章节所述），但有时杏仁核被激活也会导致你感到愤怒。正如自下而上的技巧通过调节杏仁核帮助减少和管理恐惧一样，它们也可以对愤怒起到同样的作用。
- 自上而下的技巧旨在降低反应性并激活大脑的思维中枢（前额叶皮层）。因为愤怒反应会很快发生，所以在做出反应之前停下来思考一下会很有帮助，这样可以避免你做出令人后悔的事情。自上而下的技巧就是为了强化这个让你能够"暂停并反思"的大脑区域，让你有机会控制住你的愤怒，并加以分析和处理，而不是冲动地采取行动。

下一节将带你了解五种技能，帮助你学习如何识别和调节愤怒。

应对挑战的技能

本节会重点介绍一些应对愤怒的技巧，帮助你降低杏仁核（威胁检测中心）的活跃度，增强前额叶皮层（思维中枢）的功能。这些技能包括一种渐进式肌肉放松练习、一种呼吸和可视化技巧、一种评估自己愤怒程度的方法，以及两种调节愤怒的认知技巧。

技能 1：释放肌肉紧张（自下而上）

肌肉紧张通常与身体（HPA 轴激活）和大脑（杏仁核被激活）的应激反应有关。有些人会把应激反应解读为恐惧，从而产生逃避或封闭自己的倾向。而有些人则认为应激反应与愤怒有关，从而想要采取行动和"对抗"大脑检测到的威胁。发生这种情况时，肌肉紧张很常见，因为它是你做好战斗（或逃跑）准备的表现。控制应激反应和愤怒反应的一种方法是放松肌肉，这会向大脑传递放松信息。

缓解肌肉紧张的一种方法是练习一种自下而上的自我意识构建技巧，即释放肌肉紧张，这是一种渐进式肌肉放松（progressive muscle relaxation，PMR）的形式。在 PMR 中，你有意识地拉紧肌肉，然后尽可能地释放这种紧张感。在练习此技巧时，你将学会如何在身体中察觉到压力和紧张的细微迹象，并随心所欲地释放肌肉紧张。就像其他技巧一样，练习使人进步。通过练习，你将获得更好的自我意识，并通过注意肌肉告诉你的信息来察觉愤怒情绪的早期迹象。

在释放紧张的过程中，你需要收紧并放松几组肌肉，这些肌肉在你感到愤怒时会变得紧绷。开始练习时，先闭上眼睛，找到一个舒适的姿势，可以躺下或坐着。轻轻地将你的注意力转移到呼吸上，感受一下自己的呼吸，注意呼吸的快慢和深浅，并按照下述说明进行操作：

1. **腿部**：感受你的腿部，注意这个部位是否有任何不适感或紧张感。接着，以大约 50% 的力量轻轻收紧腿部肌肉，并保持这种紧张感几秒钟。如果你坐在椅子上，可以将腿伸直。最后，完全放松你的双腿，体验在紧张后放松双腿的感觉。这种放松是什么感觉？它与紧张的感觉有何不同？在转向下一个部位之前，再多感受这个部位几秒钟。

2. **臀部**：感受你的臀部，注意这个部位是否有任何紧张感。接着，以大约 50% 的力量轻轻收紧臀部肌肉，并保持这种紧张感几秒钟。感受一下这个部位紧张的感觉。最后，完全放松你的臀部，体会一下从紧张到放松的变化。这种放松是什么感觉？它与紧张的感觉有何不同？在转向下一个部位之前，再多感受这个部位几秒钟。

3. **腹部**：感受你的腹部肌肉，注意这个部位是否有任何紧张感。接着，以大约 50% 的力量轻轻收紧腹部肌肉，并保持这种紧张感几秒钟。感受一下这个部位紧张的感觉，以及它如何限制你的呼吸。最后，完全放松你的腹部肌肉，体会一下从紧张到放松的变化。这种放松是什么感觉？你的呼吸如何变化？它与紧张的感觉有何不同？在转向下一个部位之前，再多感受这个部位几秒钟。

4. **手部：**感受手部和手部肌肉，注意这个部位是否有任何紧张感。接着，以大约 50% 的力量轻轻收紧你的双手，并保持这种紧张感几秒钟。你可以通过握拳来做到这一点。注意这个部位紧张时的感觉。最后，完全放松你的每只手，体会一下从紧张到放松的变化。这种放松是什么感觉？它与紧张的感觉有何不同？在转向下一个部位之前，再多感受这个部位几秒钟。

5. **手臂：**感受手臂的肌肉，注意这个部位是否有任何紧张感。接着，以大约 50% 的力量轻轻收紧你的手臂肌肉，并保持这种紧张感几秒。你可以通过伸直你的手臂并用力收拢来做到这一点。留意你的手臂紧张的感觉。最后，完全放松你的手臂，体会一下从紧张到放松的变化。这种放松是一种什么感觉？它与紧张的感觉有何不同？在转向下一个部位之前，再多感受这个部位几秒钟。

6. **上背部：**感受上背部的肌肉，注意这个部位是否有任何紧张感。接着，以大约 50% 的力量轻轻收紧你的上背部，并保持这种紧张感几秒钟。你可以通过向后拉肩膀并想象你正试图让你的肩胛骨碰在一起来做到这一点。保持这种紧张感，注意背部紧张的感觉。最后，完全放松你的背部，不再收拢你的肩胛骨，体会一下从紧张到放松的变化。这种放松是什么感觉？它与紧张的感觉有何不同？在转向下一个部位之前，再多感受这个部位几秒钟。

7. **肩膀：**感受你的肩膀和肩膀肌肉，注意这个部位是否有任何紧张感。接着，以大约 50% 的力量轻轻收紧你的肩膀，并保持这种紧张感几秒钟。你可以通过轻轻地抬起你的肩膀，向耳朵方向靠近来做到这一点。感受肩膀紧张时的感觉。最后，完全放松你的肩膀，让它们自然下垂，体会一下从紧张到放松的变化。这种放松是什么感觉？它与紧张的感觉有何不同？在转向下一个部位之前，再多感受这个部位几秒钟。

8. **颈部：**感受颈部的肌肉，注意这个部位是否有任何紧张感。接着，以大约 50% 的力量轻轻收紧你的颈部，并保持这种紧张感几秒钟。你可以通过轻轻抬起下巴来做到这一点。注意颈部紧张时的感觉。最后，完全放松你的颈部，体会一下从紧张到放松的变化。这种放松是什么感觉？它与紧张的感觉有何不同？在转向下一个部位之前，再多感受这个部位几秒钟。

9. **下颌：**感受你的下颌肌肉，注意这个部位是否有任何紧张感。接着，以大约 50% 的力量轻轻收紧你的下颌，并保持这种紧张感几秒钟。注意下颌紧张的感觉。最后，完全放松你的下颌，体会一下从紧张到放松的变化。这种放松是什么感觉？它与紧张的感觉有何不同？在转向下一个部位之前，再多感受这个部位几秒钟。

10. 脸部：感受脸部的肌肉，注意这个部位是否有任何紧张感。接着，以大约 50% 的力量轻轻收紧面部肌肉，并保持这种紧张感几秒钟。你可以通过想象把脸揉得像张皱巴巴的纸来做到这一点。注意面部肌肉紧张的感觉。最后，完全放松你的脸部，体会一下从紧张到放松的变化。这种放松是什么感觉？它与紧张的感觉有何不同？再多感受这个部位几秒钟。

接着，随着你全身的放松，花点时间留意一下你在紧张感消失时的身体感受。做完整套练习，再睁开眼睛。

释放肌肉紧张的技巧

你越多地练习这个方法，就越能快速察觉身体中的紧张迹象，这些迹象是压力和愤怒的早期信号。一旦出现这个迹象，你可通过释放肌肉紧张或其他方式来缓解身体中因愤怒而产生的紧张感。因此，如果你的目标是更加敏感地意识到体内愤怒的早期迹象，最好每天花费几分钟，每周多次练习这个方法。如果身体的某个部位感到疼痛，你可以减轻该部位的紧张程度约 10%，或者完全不使它产生紧张感，而只是专注于感受每个部位。

技能 2：呼出愤怒（自下而上）

深呼吸是一种简单有效的方法，可以降低大脑威胁检测中心（杏仁核）被激活的频率。此练习将深呼吸与身体扫描和引导意象相结合，帮助你在遭遇挫折和动荡时恢复平静和稳定。请遵循以下说明：

1. 首先，如果你愿意，可以轻轻闭上眼睛，然后将注意力集中在呼吸上。感受呼吸的质量，以及吸气和呼气的感觉。

2. 现在，开始延长呼吸，尽量深地吸气，缓慢地呼气。有意识地保持这样的呼吸方式。

3. 当你继续深呼吸时，请注意一个问题："我体内的愤怒在哪里？"静静地观察一会儿，看看你是否留意到身体的某个部位有愤怒的存在。

4. 接下来，保持对这个问题的关注，从你身体的最低端，也就是你的脚部，慢慢地把你的意识向上移动，经过你的腿、腹部、手臂、胃部、胸部、背部、肩膀、颈部和头部，注意你的愤怒是否存在于这些部位中。记下你感受到愤怒的身体部位。

5. 继续深呼吸，在你的脑海中想象你自己身体的形象，其中感受到愤怒的部位以一种颜色呈现。这种颜色可以是随意选择的。稍作停留，想象你的身体以及在感受到愤怒的部位出现的"愤怒色"。

6. 现在，将你的注意力转移到身体中没有感受到愤怒的

部位，试着想象一种象征这些平静区域的颜色，即
"平静色"。确定你的平静色。

7. 当你继续深呼吸时，在你的脑海中想象，当你吸气时，
吸入你的平静色，感受它在你的全身流动。当你呼气
时，想象呼出你的愤怒色，让它离开你的身体。保持
几分钟，吸入平静，呼出愤怒。

呼出愤怒的技巧

从广义上讲，呼吸法是一种有效的调节愤怒情绪的方法。
当你面对无法或不应该采取行动的愤怒时，这种技巧尤其有
用。在这种情况下，你需要通过内在的调节来缓解自己的压
力和困惑。你可以定期练习这种技巧，每次五到十分钟，以
平息愤怒和压力。

技能 3： 监控愤怒（自上而下和自下而上）

我们难以控制愤怒的一个原因在于，它会偷偷地袭来，
似乎在没有任何警告的情况下就征服了你。然而，如果你能
很好地监控你的愤怒，你就能更好地控制它。一种有效的监
控方法是，利用心理治疗师常用的"主观痛苦感觉单位量表"
（subjective units of distress scale，SUDS）定期评估自己的愤怒
程度。通过 SUDS，你可以快速地了解自己的情绪变化（包括
但不限于愤怒），并在愤怒过于强烈和难以控制之前，及时采
取应对措施。

然而，愤怒往往会悄悄袭来，让我们措手不及。不知道

何时出现愤怒会使我们难以监控和管理自己的情绪，但对于我们大多数人而言，我们可以关注一些趋势和可预测的激惹因素。完成以下记录单以了解你自己的愤怒何时以及为何会出现，你将能够更好地预测你的情绪反应。一旦可预测或察觉到愤怒的存在，你就可使用 SUDS 方法。

记录单：愤怒预测

回答以下问题，更好地认识自己在什么情况和什么时候容易愤怒。

我容易变得烦躁、沮丧或愤怒的情况：

_____

_____

_____

一天中我容易变得烦躁、沮丧或愤怒的时间段：

_____

_____

容易让我感到烦躁、沮丧或愤怒的人：

_____

_____

我记得的最近五次生气的经历（具体情况和当事人）：

_____

_____

　　我可以从上述经历中总结出的一些规律（这些情况有
什么共同点？它们是否都涉及工作或特定的人？这样做可
以帮助你发现自己的愤怒倾向或愤怒激惹因素）：

_____

_____

　　在愤怒发生之前，如果你能够预见到它，就可以更迅
速、更有效地控制和调节自己的情绪。因此，当你遇到或
即将遇到一个可能激发你的挫折或愤怒的情境（或人物
等）时，你需要使用下一节介绍的 SUDS 来评估自己的
情绪状态。如果你经常感到愤怒，但又无法确定诱因，可
以尝试在手机上设置一个闹钟，每天多次检查自己的愤怒
情况。这样可以帮助你逐渐了解自己何时以及为何会变得
愤怒。

如何用 SUDS 来监控你的愤怒

　　SUDS 是一个有效的愤怒监控方法，具体步骤如下：

1. **关注自己的身体感觉**。你留意到你的身体现在有什么
   变化吗？如果有，那是什么样的变化？你留意到的感
   觉是否与情绪相关？你是否能从身体上感知到愤怒的
   存在？你可以特别留意一下自己的肌肉是否紧绷（包
   括下颚）、呼吸是否急促、心跳是否加速，以及是否感
   到发热，因为这些可能是一些人愤怒时的身体反应。

2. **关注自己的思维。**在过去的几分钟，甚至几个小时里，你在想什么？你的思绪是否停留在一个话题上？你是否在回想过去发生的事情，或者预想未来可能发生的事情？这让你感到痛苦或愤怒吗？

3. **反思自己的行为。**在过去几分钟，甚至几小时内，你有没有表现出一些可能意味着你正处于愤怒状态的行为？例如，有些人在感到愤怒或不安时会不自觉地摆弄东西、来回踱步、打扫卫生、整理物品、吃东西或者做其他事情。虽然这些行为并不一定意味着愤怒，但是如果你过分地投入打扫卫生之类的事情中，那可能说明你在试图控制一种令你不适的情绪。

4. **评估你的 SUDS。**现在，综合考虑你对自己的身体感受、思想和行为的观察，用 1 到 100 的等级来衡量你的愤怒程度，其中 1 表示完全没有愤怒，100 表示你能够想象到的最强烈的愤怒。这就是你目前的 SUDS。

5. **反思正在发生的事情。**如果你留意到愤怒，是否清楚为什么会出现愤怒？今天或最近发生了什么事情，导致你愤怒情绪的加剧？有时愤怒的加剧与我们周围发生的事情有关，但有时它们是我们自身想法（关于过去的事件等）的结果。反思你在生活中发生的事情。你能找出你目前愤怒的来源吗？

监控愤怒的技巧

如果你经常遇到愤怒的困扰，你可考虑每天多次检查SUDS 分数，甚至可设置手机闹钟提醒你按照上一节所述的方法进行自我评估。此外，如果你知道自己的愤怒激惹因素是什么，请务必监控你的愤怒并在遇到这些激惹因素（或预计你可能会遇到它们）时，采用 SUDS 方法。当你捕捉到可能会加剧你的愤怒的反刍思维和身体压力感时，你就有机会进行干预并练习一些技能（比如放松技巧），这些技能可以帮助你降低和更好地控制愤怒情绪。

技能 4：反思愤怒（自上而下）

愤怒（或其他情绪）如此令人痛苦的部分原因在于我们对它的认知或评估。例如，当你把自己的愤怒看作是危险的不良禁忌时，它会让你感觉更糟，甚至可能会加剧而不是减轻愤怒。此外，我们对情境的理解也会极大地影响我们对它们的情绪反应，以及是否会产生愤怒。虽然我们常将特定的事件或情境（或人）视为引起情绪反应的直接诱因，但事实并非如此；情境本身不会"让"我们感觉好坏。相反，正是我们对它们的看法造成了自身的痛苦。反思愤怒是一种心理练习，可以帮助你评估和改变你对那些激发愤怒的事件和情境的看法，从而让你能够更好地调节情绪。要练习反思愤怒，请完成以下记录单。

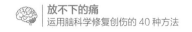
记录单：反思愤怒

当你能够换个角度思考一件事情时，你对它的感受也许就会不一样了。完成此记录单，看看是否还有其他的理解方式可以帮助你缓解因某些事件而产生的愤怒情绪。

回想并指出一个让你感到愤怒的情境或事件。最好是一些没有得到妥善解决或者你每次想起来都会觉得气愤的事情。（请避免选择创伤性事件。）

情境名称：_____

然后，用简洁明了的语言描述这个情境或事件。记下事件的发生过程、涉及的人员、发生的地点以及最终的结果。你也可以把这些信息填写在本练习末尾的表格中。

_____

_____

现在，回想一下这件事，问问自己："是什么让我生气？是其中的哪一部分或哪个方面让我生气了？"思考一下这种情况中具体的哪些方面让你生气。如果要用一句话概括，你会怎么说？花点时间把它写下来。

我生气的地方：

示例：我的朋友在大厅里从我身边走过，没有理睬我。她太自私了，只关心自己，不顾别人的感受。

我生气的地方：_____

_____

当你考虑这种解释时，为自己的 SUDS 打分。我的
SUDS 分数：_____

你的回答可能反映了你对所发生情况的一种特定解
释。这种解释未必是错的，或者不真实的，但也许还有其
他角度来看待事情，这些角度同样有它们的道理。请花点
时间写下其他可能的回答，它们也能反映事情的一部分真
相。即使你觉得这些回答不完全正确也没关系。你要尝试
从不同的视角来看待事情，这些视角也有它们的合理之
处。这样做的目的是让你寻找一些能让你比原来更平静的
回答，而不是让你陷入愤怒中。

其他解释：

示例：我的朋友没有理睬我，不是因为她故意冷落
我，而是因为她当时心事重重。

其他解释：_____

_____

在阅读其他的解释时，注意你的感受。即使这些解
释并不完全正确，你可能会留意到，当你考虑到它们时，
你的愤怒会减轻一些，即使这只是在你原来的解释上增
加了一些可能性（而不是用这些新想法完全取代你原来
的想法）。

当你考虑其他的解释时，为自己的 SUDS 打分。

我的 SUDS 分数：_____

你可以使用表 3-2 来考虑和评估多种愤怒情境。

表 3-2　愤怒情绪评估表

事件 / 情境	解释	在考虑这种解释时我的愤怒程度（0-100 SUDS）	其他解释	这种解释的真实性水平（0-100%真实）	在考虑这种解释时我的愤怒程度（0-100 SUDS）
示例：我的朋友从我身边走过，却没有对我微笑或打招呼。	她不在乎我或者生我的气。	50	她没有对我微笑是因为她在想心事，而不是故意忽略我。	25%	10

反思愤怒的技巧

这是一种有效的方法，当发现自己在思考一些让你愤怒的事情时，你可以试着用不同的角度去看待它。这种方法可能并不适用于所有情况，但在许多场合中，真相比我们最初想象的更为复杂。换个角度，重新理解事件，可以帮助我们更好地控制和缓解愤怒。每当你发现自己对发生的事情感到愤怒时，就完成这个练习。你也可以针对过去让你生气的事件做这个练习，特别是如果你现在仍然能够感受到那股愤怒。虽然愤怒有时候可以激发我们去改变世界上的不公正，但有时它并没有我们想象的那么有用。

技能 5：愤怒管理训练（自上而下和自下而上）

学习如何更好地控制愤怒的一种方法是练习生气。虽然这似乎有悖常理（大多数人希望减少愤怒，而不是增加），但学习如何体验并缓解低强度的愤怒实际上是有帮助的。当你掌握了如何抑制轻微的愤怒，该技能也可以帮助你应对更强烈的愤怒。要进行愤怒管理训练，请遵循以下步骤：

1. 回想一件让你感到愤怒的事情。先在脑海中找出一段你感受到愤怒的记忆。即使这个问题已经得到了解决，也没有关系。这里的目标是回忆过去让你生气的事件，并重新体验那时的愤怒感受。如果可能的话，集中注意力在一个能够引发你大概 30（或更高）级别的愤怒感觉的记忆上，在 1 到 100 的级别中，1 表示完全没有愤怒，100 是你可以想象到的最强烈的愤怒（有关评估和监控愤怒的更多信息，请参见"技能 3：监控愤怒"）。

2. 与记忆建立联系。接下来，尝试完全与这段记忆建立联系。如果有帮助，你可以闭上眼睛。尽可能地回忆当时发生的事情，包括涉及的人、你所在的地方，以及你当时可能有的任何感官体验。尽可能详细地回忆这段记忆。

3. **体会你此刻的感受。**当你回想起这段记忆时，你对它有什么样的感受？体会一下愤怒在你身体里产生的感觉和引发的思绪。如果可以，尽量感受这种愤怒，并再次用 1 到 100 的级别来评估它的强度。

4. **专注于呼吸。**现在，逐渐从回忆中抽离，不再关注它。相反，将注意力转移到呼吸上，开始缓慢而深沉地呼吸。你也可以练习"技能 2：呼出愤怒"，以此来放松身心和减轻愤怒情绪。继续专注于你的呼吸，让呼吸变得流畅和绵长，持续五到十分钟。

5. **注意你的愤怒情绪。**最后，再次关注你的愤怒，简短地检查一下你自己的愤怒感受。在你进行了呼吸调节之后，你的愤怒有多强烈？请用 1 到 100 的级别来表示。你可能会留意到，随着身心的放松，你的愤怒分数也有所下降。

愤怒管理训练的技巧

请在你感觉比较平静的时候做这个练习，不要在愤怒到难以控制的时候做，因为它会让你暂时更加愤怒。练习如何生气，以及如何调节自己的情绪，是一项很有用的技能，可以帮助你更好地应对日常生活中出现的强烈愤怒。

暂停并反思

现在你已经读完了本章内容，请暂停并反思对你最有帮助的愤怒管理技巧和练习。你可以在表 3-3 列出这些技巧和练习，这样你就能记住在感到愤怒时，应该如何专注于并实践这些方法，从而更好地管理自己的愤怒情绪。

应对愤怒的技能

表 3-3 回顾了本章所述的技能，也可用于记录每项技能对你的效果如何。当你感到愤怒情绪给你的生活带来负面影响时，选择一项适合相应情境的技能。第二列告诉了你最佳的练习时机。在第三列，记下你在接下来一周里何时以及如何尝试这项技能。然后，静下心来反思你的体验。如果你掌握了其他有益的技能或者技巧，可以把它们填写到表格的空白处。如果你需要更多空间，你可以打印更多的页面或者用日记的形式来反思你的经历。

表 3-3　应对愤怒的技能练习

技能 / 技巧	最佳练习时机	何时练习这项技能（日期、时间、情境描述）	反思这段体验。这项技能有用吗？
释放肌肉紧张	定期练习或在感到愤怒时练习		
呼出愤怒	在感到愤怒时练习		
监控愤怒	在感到愤怒时练习		
反思愤怒	在感到愤怒时练习		
愤怒管理训练	定期练习或在感到愤怒时练习		

第四章

身心的警报：
解读强烈的生理不适反应

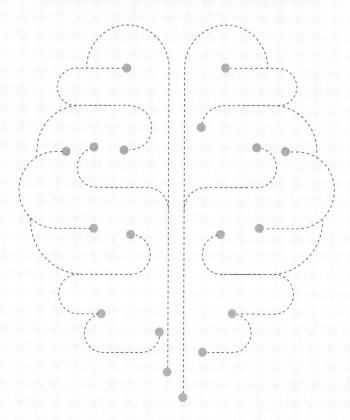

📌

45 岁的彼得已经做了 6 个多月的治疗，但没见什么好转。他曾遭遇了一场严重的车祸，他的妻子表示"他好像变了一个人"，于是他开始了治疗。彼得表示，当治疗师提到一些令人痛苦的话题，包括那场车祸时，他的身体就会出现强烈的反应，以至于他很难集中精力回答对方的问题；当这些感觉越来越强烈时，他感到越来越失控，担心如果打开"潘多拉的盒子"，他会感觉更糟。彼得知道他需要面对自己所经历的事情，但当他试着敞开心扉时，总会感到恶心，出现幽闭恐惧症的症状。

反思自己的经历

在阅读了彼得的故事后，抽时间回想一下自己的经历，你可以选择反思和记录以下问题：

- 当回想或触及曾经的创伤经历时，你是否感受到身体上有什么不适或困扰的反应？如果有，具体是什么样的反应？
- 上述感觉对你的生活有何影响？有些人会因为这些感受而回避某些人物、场所或情境。生理不适反应是否

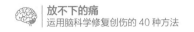
以某种方式改变了你的生活?

生理不适反应如何影响你的生活

经受创伤后经常会出现令人痛苦的身体感觉,这也是最棘手的问题之一,因为它们既剧烈又频繁又持久。这些感觉可能让你极度反感,令你想方设法地摆脱它们。通常,当你有这些感觉时,你会无法清醒地思考或专注于事物,因为身体里的创伤反应可能会占据你所有的注意力和情绪。当这些感觉加剧时,你可能还会陷入恐慌、暴怒或与自我或外界失去联系。这可能会让你逃避那些能够触发这些感觉的人物、场所或情境,对你的人际关系、工作、学习以及身体健康产生负面影响。

以下简短的自评可以帮助你了解强烈的生理不适反应是否对你的生活造成了影响。

生理不适反应自评

阅读表 4-1,并在 0 到 3 之间选择一个最合适的数字圈出,其中 0 表示"没有 / 从不",1 表示"有一点 / 有时",2 表示"中等程度 / 经常",3 表示"很多 / 大部分时间"。

表 4-1　生理不适反应自评表

在想起或触及曾经的创伤时，我感到……	
胸闷	0 1 2 3
吞咽困难	0 1 2 3
颅压大或头痛	0 1 2 3
燥热	0 1 2 3
头晕 / 目眩	0 1 2 3
呼吸急促	0 1 2 3
心率加快	0 1 2 3
掌心出汗	0 1 2 3
恶心、反胃	0 1 2 3
肌肉紧张，尤其是颈部、肩部、背部、下颚和手部的肌肉	0 1 2 3
刺痛感	0 1 2 3
恶心、刺痛感、温度变化或能量的"波动"，它们会在身体内上下移动，尤其是在胃部或背部	0 1 2 3
远离一些能唤起我痛苦回忆的地方或场景	0 1 2 3
远离一些能唤起我痛苦回忆的人	0 1 2 3
不适感常会引起我失眠	0 1 2 3
不适感导致我食欲不振	0 1 2 3
过度关注不适感	0 1 2 3
有时我会饮酒或吃药以缓解不适感	0 1 2 3
总分	

将表 4-1 各项分值相加，填写在"总分"一栏。总分达到 16 分或以上，则表明受创后的身体反应可能干扰着你的生活。

使用以下练习来反思你的自评分数。

反思你的自评分数

你在自评中的得分是多少？你学到了什么新东西吗？花点时间考虑以下问题。

你的分数比你预想的高还是低？

_____

_____

_____

你是否有时会感受到一些强烈的情绪却不自知？

_____

_____

_____

评估是否涉及一些你之前没有意识到的问题？

_____

_____

_____

在了解到一些不适反应可能如何影响你的生活后，你有什么心得？

_____

_____

_____

为什么经受创伤后往往会出现生理不适反应

自我评估中列出的身体反应是心理创伤者最常见的一些反应。但你可能不知道，这些反应表明心理创伤者的身心承受着巨大压力。我们都有应对压力的体验，但在经历创伤后，这些感觉会加剧，就像是被放大了数倍的"正常"压力，令人难以忍受。这些强烈的感觉其实是为了保护你的安全，但在实现方式上，它们会先让你觉得自己处于危险之中，从而促使你采取行动来摆脱威胁。下面是对这些感觉产生的原因和机制的简要解释。

1. 你被"触发"某种情绪。首先，得有某种"激惹因素"，它可能是你脑海中突然闪现的创伤性事件，或者是在电视或其他地方看到的创伤提示物，或者是他人谈论的话题。激惹因素可能很隐晦，例如它可能包括天气变化、商店内的节日装饰品，或者唤起你负面情绪的气味。有些激惹因素似乎和一年中的某个时期有关，或者每隔几周、几个月就会定期出现。它们可能来自内部（比如你自己的思想），也可能来自外部（比如环境或其他人），并且可能很明显，也可能很难察觉。

2. **拉响大脑的"烟雾探测器"**。不论创伤的提示信号强弱，你的大脑都能立刻将其识别成潜在危险。为什么？因为过去的创伤提示物如今成为一个激惹因素。即使激惹因素和事件本身没有关系——比如炎热的天气和抢劫无关，只要它和创伤有任何联系，它就可能激活大脑的警报系统。一个在炎热夏夜遭遇抢劫的人，日后可能会因为炎热或潮湿的天气而触发这段记忆。除此之外，其他一些环境提示因素，比如夜晚、停车场、长得像抢劫犯的人或者脚步声可能也会触发这段记忆。当这种情况发生时，大脑中负责检测威胁和危险的功能区域——杏仁核就会被激活，接着会引起一系列的反应，让身体产生不适的感受。

3. **激活应激通路**。烟雾探测器（杏仁核）被激活后，大脑的其他区域会接收到威胁信号，以积极应对感知到的身边危险（也可能并不存在）。下丘脑，接收到杏仁核发出的危险信号后，会将信号传递给大脑的另一功能区，即脑垂体。下丘脑和脑垂体相连，共同构成了大脑的应激通路。有趣的是，这个应激通路不仅存在于你的大脑里，还延伸到了你的身体里。在下丘脑和脑垂体激活之后，由于大脑的烟雾探测器（杏仁核）作用，威胁信号就会沿着神经传递到体内的肾上腺。由此，下丘脑、脑垂体和肾上腺共同构成了"应激通路"，它横跨了你的大脑和身体，可用于大脑向身体传递危险或威胁信号。

4. **身体进入应激反应**。下丘脑－垂体－肾上腺轴被激活，危险信号会从大脑传递到身体各部位，继而激活交感神经系统做出应激反应，使你的身体变得更敏捷和强壮。其中蕴含的逻辑是，力量和速度能够帮助你幸免于威胁。换言之，你之所以感到紧张，是因为你想要活下去。

5. **体验不适感**。当身体进入应激反应时，你通常会感受到本章前文所述的一些不适感。这些不愉快的感觉会驱使你采取行动，摆脱危险的情况。

使用以下练习来反思生理不适反应。

令你痛苦的生理反应

你已了解了许多关于生理不适反应的知识。思考一下这些反应通常在什么时候出现，以及你想要改善哪些反应，这会对你有所帮助。

最令你痛苦的生理反应出现的频率有多高？每天？每周？持续时长为多久？何时出现？

_____

_____

这些感觉是否可以预测，还是有时也会突然袭来？它们通常在什么情况下发生？

_____

_____

_____

_____

当你体验到这些感觉时，会做什么？有没有什么方法能够有效地缓解它们？

_____

_____

_____

_____

心理治疗师在沟通时可能用到的术语

如果你和彼得有着类似的经历，心理治疗师可能会在你们的对话或治疗记录中使用以下术语：

创伤提示物的生理反应。该反应是指大脑检测到环境或思维中的创伤激惹因素后，身体所产生的应激反应。该术语系指 DSM–5 中作为 PTSD 再体验症状出现的特定症状。

创伤提示物导致的心理痛苦。它是指在应对出现的创伤激惹因素时，你常会感到的焦虑、悲伤或不安等负面情绪。这种心理痛苦并不直接涉及身体感觉，但身体感觉可能会影响或加重这些情绪。这是 PTSD 的再体验症状之一，也是 DSM−5 中所列的 PTSD 症状。

警觉和反应性症状。这是 PTSD 的一个症状类别，具体表现为以下六个症状：易怒 / 攻击性、破坏性行为、过度警觉、敏感的惊跳反应、注意力不集中和睡眠困难。这些症状并不直接涉及身体反应，但有过令人厌恶的强烈感受的受创者，通常会有这些症状的表现。例如，当感到紧张、心率加快，你自然会更易受到惊吓；在接收到大脑和身体发出的危险提示信号后，你可能会变得警觉（过度警觉）。

你的大脑需要什么

触发强烈的身体反应时，大脑中会有两件重要事情发生。首先，如本章所述，大脑的烟雾探测器（杏仁核）会被激活，进而引发一系列的身体反应，产生厌恶感。其次，帮助你感知内在体验的大脑区域，即身体传感器（脑岛）会变得过度活跃。当这种情况发生时，你感受到的身体感觉会变得更强烈，你可能很难将

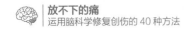
注意力从它们身上转移、关注其他事情或控制它们。所以，当你经历创伤相关的不愉快感觉时，你的大脑需要以下几点。

- 自下而上的技巧旨在使烟雾探测器（杏仁核）安静下来。如果你并非处于危险之中，而杏仁核只是因为某些创伤提示物而被无谓地激活，那么，我们需要掌握一定的技巧，训练杏仁核平静下来并停止活动。
- 自下而上的技巧帮助你调节身体传感器（脑岛）。脑岛最好能够在线并激活，但不要过于活跃或过度反应。我们的目标是让自己感到安全和踏实，同时获得其他体验（例如思想）。
- 自上而下的技巧帮助你增强心智（前额叶皮层）并降低烟雾探测器（杏仁核）的敏感度。激活前额叶皮层，舒缓大脑思维或者唤起美好记忆，同样也可减少杏仁核被激活的频率。此外，适应性思维有助于强化前额叶皮层。

下节将详细介绍四种技能，探讨如何调节大脑的身体传感器、平息大脑的烟雾探测器，从而让你更加清晰、耐心和有效地应对各种感受。

应对挑战的技能

本节将重点介绍四种工具和技巧，以帮助你了解和应对那些强烈且令人痛苦的创伤后反应。

技能 1：身体不适（自下而上）

忍受创伤带来的身体感受可能很困难，因为它们往往会令人痛苦。创伤会改变你与身体的关系，在遭遇了创伤后，情况更是如此。要想从创伤中康复，你需要能够感知身体的各种感觉，包括那些令人不安的感觉，以便改善你对它们的态度，并更好地控制它们。此练习是一种自下而上的躯体技巧，你将学会如何关注身体内在的体验。

要关注和忍受身体上的不适，你首先需要与身体建立联系。在你没有触发不适感，且身体感觉处于"基线"水平的时候，问问自己以下问题。这些问题可以帮助你感知到身体表面和深层的感觉。

表面感觉

- **气流**："我能感觉到身体表面的空气吗？"这种气流可以是站在户外时吹拂的风，也可以是静坐时皮肤上的微风。保持片刻静止并注意身体表面的任何气流。

- **压力**："我能感觉到身体表面有任何压力吗？"从你的脚开始，向上扫描，注意身体上可能存在的任何压力。例如，你可能会留意到，在坐下时，你的腿部和背部会受到压力。

- **感觉**："我能感觉到身体表面有任何感觉吗？"外部感觉可能包括刺痛、瘙痒或其他体验。

- **温度**："我能感觉到自己身体的温度吗？"从你的脚开始，向上扫描，留意不同身体部位的温度，并注意它们之间的差异（例如，脚部的温度可能低于胃部）。

深层感觉

- **气流**："我能感觉到气流通过我的鼻子或嘴巴流入我的身体吗？"不要去感受皮肤表面的空气，而要注意空气通过嘴巴或鼻子进入身体时的感觉。注意在你的嘴里或喉咙里，感觉空气消失的地方，以及它是如何流向你的肺部的。

- **感觉**："我能感受到身体内部的任何感觉吗？"这些感觉可能包括胃部咕噜作响、头部搏动感、"紧张"、"焦虑"、"兴奋"、嗡嗡声（可能表示焦虑）或心跳加速。

- **温度**："我能感觉到身体内部的温度吗？"要注意身体内部的温度，请考虑将注意力集中在你的腹部和口腔内部，感受这些区域并注意可能存在的温暖感。

- **紧张**："我能察觉到我的肌肉有任何紧张感吗？"身体的某些部位往往会保持紧张状态，例如颈部、背部和下颚。

接下来，为了察觉身体的不适迹象，请"检查"你的身体是否有以下感觉。如果你对以下某些问题的回答为"是"，则你可能正在经历痛苦或焦虑，因为以下的所有感觉都表明你的身体存在压力。如果这些感觉都不存在，你也可以在辛苦了一天或知道自己可能正在承受一些压力时重复此练习。

身体不适问卷

1. 我的头部有压力感吗？

2. 我的头部有搏动感吗？

3. 我的头部像被紧箍一样吗？

4. 我的头部感觉热吗？

5. 我的脸觉得热吗？

6. 我眼睛周围的肌肉是否感到紧张？

7. 我的下颚感觉紧张或僵硬，像是咬紧牙齿吗？

8. 我的耳朵有嗡嗡声吗？

9. 我有吞咽困难吗？

10. 我的颈部是否感到僵硬或酸痛？

11. 我的肩膀感觉僵硬或酸痛吗？

12. 我的背部感觉僵硬或酸痛吗？

13. 我的胸部感觉紧绷吗？

14. 我的胸部有压力感吗？

15. 我的心跳加速吗？

16. 我现在感觉难以深呼吸吗？

17. 我的呼吸是不是又快又浅？

18. 我的胃感觉像是"打结"吗？

19. 我的胃痛吗？

20. 我是否感觉到胃部在下沉？

21. 我的手或脚感觉冷吗？

22. 我的手或脚感觉颤抖吗？

23. 我身体的任何部位感觉颤抖吗？

应对身体不适的技巧

当你体验到一些表明身体不适的感觉时，这可能意味着你的身体已经进入了应激反应。你体验这些感觉的次数越多，你的不适感就可能越严重。在你感到不安和不适的时候，请尝试练习此技能，以（实时）感受痛苦所在。每两三个月重复一次本练习，作为一种检查。你可能会发现，在你处理这些症状时，它们会随着时间而改变。记录它们随时间的变化情况可能是衡量进展的一种方式。

技能 2：创建激惹因素档案（自下而上）

当你处于压力之下或情绪触发的状态时，回顾一下"技能 1：身体不适"中概述的感觉列表并对照"检查"自己的情况，注意并记录你在那些时刻经历的感觉。一旦你确定了自己的感觉模式，即你在压力或触发情绪时经常感受到的感觉，你就可以创建一个"激惹因素档案"，列出你最常感受到的不适感。请按照说明使用记录单绘制你自己的身体情绪档案。

1. 请从头到脚，仔细感受一下你在压力或情绪触发状态下的身体反应。你可能会有心慌、气短、胃痛等不同的感觉。将感觉写在下栏横线上。

2. 请用箭头把你写出的感觉和人体轮廓相连，标明你感受到这些感觉的具体身体部位。这样你就能形成一个激惹因素档案，它可以帮助你预测创伤提示物会如何在你的身体中显现。这是学习如何更好地容忍和管理痛苦感觉的第一步。

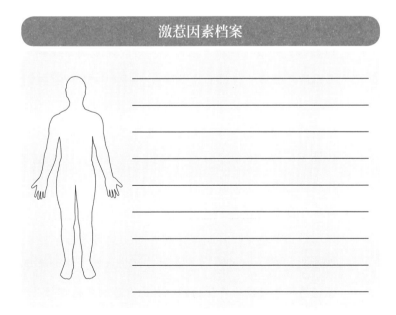

激惹因素档案

创建激惹因素档案的技巧

这是一项你不需要经常做的练习，因为一旦做完，短时间内它不会有什么变化。但是，当你感到情绪波动时，回顾这个档案会大有裨益，它可以帮助你确认你的身体感受，针对性地调节身体的相应部位（应对身体不适感的具体方法请参考后文介绍的两种技巧）。

技能 3：寻找内心平静之处（自下而上）

这种技巧可以帮助你与身体建立联系，寻找那些让你感到平静、舒适或安全的部位。当你能够以积极的方式识别并感受身体的各个部位时，它们就会变成你的"资源"，你可以在遇到困难时与这些部位建立联系，从而获得一种力量或安全感，并缓解压力。

1. 如果感觉舒服，请闭上眼睛，或者轻轻地向下凝视地板上的一个点。将注意力集中在呼吸上，自然地呼吸，不要刻意改变呼吸。注意吸气和呼气时的感觉。

2. 随着动作的继续，你可能会留意到各种感觉。当这种情况发生时，你只需体验并接纳这种感觉，以及任何伴随的想法或情绪。

3. 将你的注意力转移到你的脚底，不加判断地感受这个部位的任何感觉。在这里停留片刻，询问自己："这里是否有平静、舒适或安全的感受？"如果你的回答是否定的，请慢慢地将你的意识移向身体的其他部位。

4. 轻轻地将你的注意力转移到你的脚趾和脚背，不加评判地感知这里的任何感觉。在这里停留片刻，询问自己："这里是否有平静、舒适或安全的感受？"如果你的答案是肯定的，请继续保持注意力在此处，与这个部位更加亲密地联系，并有意识地体验它所给予你的力量。请记住，你可以在需要时随时与这一资源建立联系。

5. 将注意力转移至双腿下半部，脚踝和膝盖之间的部位。感知你的小腿肌肉和腿前方的任何感觉，不要带有任何评判。在这里稍作停留，询问自己："这里是否有平静、舒适或安全的感受？"如果答案是否定的，那么请你把注意力移向身体的其他部位。如果答案是肯定的，请继续保持注意力在此处，与这个部位更加亲密地联系，并有意识地体验它所给予你的力量。

6. 继续这项练习，将你的注意力转移至几个主要的肌肉群和身体的各个部位。你可以根据自己的喜好选择特定的部位。以下是一些可供扫描的身体部位：

- 脚部；
- 小腿；
- 大腿；
- 臀部／髋部／骨盆区（任意或全部）；
- 腹部；
- 下背部和／或上背部或整个背部；
- 双臂；

- 双手；

- 胸部区域（重点放在呼吸上）；

- 肩膀；

- 颈部；

- 头部；

- 下颚。

寻找内心平静之处的技巧

这种技巧属于正念练习的一种，随着你的不断练习，它能够发挥更大的效果。你可以把这种技巧作为一种平息心情、安抚自我和调节情绪的方法，定期进行练习。

技能 4：利用交替性注意力进行自我安慰（自下而上和自上而下）

这种技巧能够帮助你做到以下几点：

- 提高对不良感受的忍耐力，并有效地缓解它们。

- 强化积极的感觉。

- 有意识地将注意力集中在不同的感受上，或者有选择地转移注意力。

在技能 2 和 3 中，你学会了如何确定身体中令人不安和安全的感觉。本技能可帮助你学会如何应对这两种感觉和相应的身体部位，对痛苦的感觉脱敏并更深入地感受资源丰富的部位。

当你留意到身体中的不安感觉时，快速地轻拍双肩，这样可以促进脱敏的过程；当你与身体中资源丰富的部位建立联系时，缓慢、有节奏地轻拍双肩，这样可以增强正面的感觉。

快速地双侧轻拍（依次轻拍每个肩膀）之所以能够让你对令人不安的物质（包括感觉）产生脱敏反应，是因为它会巧妙地分散你的注意力。在你留意到肩膀被轻拍的同时，你会从令人不安的感觉上转移一部分注意力资源。研究表明，快速地双侧刺激（例如轻拍）可以减轻令人不安和厌恶的体验。然而，非常缓慢和有节奏的双侧刺激却可以强化一种体验，这就是为什么当你与身体中的一个资源丰富的部位建立联系时，最好慢慢拍打每个肩膀。缓慢的双侧刺激可能会使身体中的资源丰富部位感觉更强大、更平静或更安全。

1. 如果你现在感到压力或触发了不良情绪，跳过这一步，直接进行下一步。如果你现在没有感到身体不适，你可以选择回忆一下最近你感到紧张、不堪重负或触发不良情绪的时刻。当你回忆起这件事时，你可能会注意到不愉快的感觉，这样你就能更好地练习这一技巧。

2. 如果感觉舒服，请闭上眼睛，或者轻轻地向下凝视地板上的一个点。试着感受让你感到痛苦的某个身体部位或某种感觉（胸闷、心跳加速、头部压力等）。当你触发不良情绪或不堪重负时，或者当你回想起过去令人沮丧的记忆时，这种感觉可能会变得强烈。当你注意到这种不安的感觉时，依次快速轻拍双侧的肩膀。继续关注这个部位约 20 秒。

3. 在快速轻拍肩膀约 20 秒后，停止轻拍并将注意力转移到没有任何不适的身体部位或转移到其他感受上。这是身体中一个资源丰富的部位，你可能会体验到坚强、安全、平和或其他无痛的感觉。在注意这个资源丰富的部位或感觉时，再次轻拍你的肩膀。在你专注于身体资源时非常缓慢地拍打每个肩膀。将注意力集中在该身体部位 30 至 40 秒。

4. 在缓慢的双侧轻拍 30 至 40 秒后，停止轻拍并将注意力重新转移到令人痛苦的身体部位或感受上。现在感觉如何？这种感觉有什么变化吗？当你再次感受到痛苦的感觉时，开始快速轻拍你的肩膀。在停止之前，将注意力集中在这种令人厌恶的感觉上 20 秒。

5. 按照前述方法，交替关注令你不适的感觉和身体中资源丰富的部位，同时进行快速和慢速的肩膀轻拍。总而言之，你需要交替进行下述操作：

   a. 专注于压力引发的身体不适（例如胸闷或恶心），同时快速轻拍双侧肩膀约 20 秒。

   b. 专注于身体上没有任何不适的资源丰富部位（例如脚、手或其他安全部位），同时慢慢地轻拍双侧肩膀 30 至 40 秒。

6. 在 5 到 10 分钟内，交替进行上述两项操作，同时留意你的不安感觉是否随着时间的流逝而有所改变。许多人发现，练习这一技能可以帮助他们缓解应激反应，减轻不愉快的感受。

利用交替性注意力进行自我安慰的技巧

可能的话，试着闭上眼睛完成这个练习，从而更深刻地感受这一技巧的效果。另外，你也可将其视为一种常规练习，让你的身心学会如何放松自己，以降低对各种感觉的敏感度。这种技巧需要多加练习才能见效。你越勤于练习，它就越能发挥作用。

暂停并反思

现在你已经读完了本章内容，请暂停并反思你所学到的内容和你觉得有用的技能（本章或其他章节提到的）。下方的记录表有助于强化这些技能，以备不时之需。

应对生理不适感的技能

表4-2回顾了本章所述的技能，也可用于记录每项技能对你的效果如何。当你觉得生理不适感给你的生活带来负面影响时，选择一项适合相应情境的技能。第二列告

诉了你最佳的练习时机。在第三列，记下你在接下来一周
里何时以及如何尝试这项技能。然后，静下心来反思你的
体验。如果你掌握了其他有益的技能或者技巧，可以把它
们填写到表格的空白处。如果你需要更多空间，你可以打
印更多的页面或者用日记的形式来反思你的经历。

表 4-2　应对生理不适的技能练习

技能 / 技巧	最佳练习时机	何时练习这项技能（日期、时间、情境描述）	反思这段体验。这项技能有用吗?
身体不适	感到痛苦，或者回想起令自己痛苦的记忆时		
创建激惹因素档案	处于心平气和状态时，目的是更好地了解激惹因素		
寻找内心平静之处	处于心平气和状态或感到沮丧时，作为一种常规练习		
利用交替性注意力进行自我安慰	感到沮丧或触发某种情绪时		

第五章

心灵的寒冬：
情感麻木与冷漠的温暖疗愈

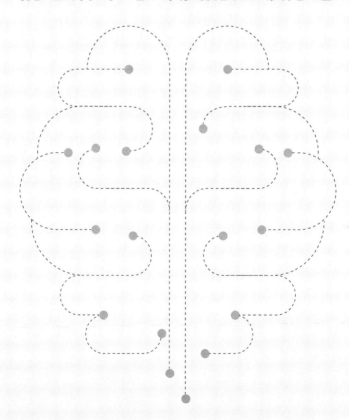

38 岁的克莱尔在童年时期饱受虐待和冷落。她为自己走过的坎坷和营造的温馨家庭感到自豪，但她总觉得生活中缺少了些什么。克莱尔说，她常常感觉自己像是在过着无趣的日子，无法感受到任何情绪，包括爱、兴奋和幸福，甚至对她的孩子也是如此。即使偶尔有些情感波动，她也难以用言语来表达。她认为自己"应该"快乐，但是多年来她一直无法与内心的情感沟通，认为自己在情感上麻木且冷漠。她因为缺乏情感和无法表现出喜悦或悲伤而感到内疚，觉得自己是个不称职的母亲和妻子。

反思自己的经历

在阅读了克莱尔的故事后，抽时间回想一下自己的经历，你可以选择反思和记录以下问题：

- 你是否也像克莱尔一样难以获得和感受情绪？有些人只是偶尔或暂时地失去情感，但有些人却长期处于这种状态。
- 你是否发现自己难以描述自己的感受？你是否苦于找不到合适的方式来表达自己的情绪？

● 如果你经常感到麻木或冷漠，那对你来说是什么感
觉？你是否渴望能够感受到情感，还是觉得关闭情感
更安全？

情感冷漠如何影响你的生活

许多人没有意识到，受创后感到麻木或冷漠是很普遍的
现象。此外，许多心理创伤者也会出现述情障碍，即无法认
识、描述和表达自己的情感。当你无法完全体验到爱、快乐、
幸福和满足，以及悲伤、愤怒和恐惧时，生活就会变得乏味，
失去意义。没有情感，你就很难与自己和他人建立联系，进
而影响到你的人际关系。尽管一些心理创伤者认为这是"他
们的本性"，但事实并非如此。通常，在发生创伤性事件后，
你的大脑会出于自我保护的目的而关闭情绪。创伤会带来难
以忍受的强烈情感，因此，大脑可能会选择与情感断绝联系。
如果在遭受创伤后没有人安慰你或满足你的情感需求，情况
尤其如此。

以下简短的自我评估改编自多伦多述情障碍量表和珀
斯述情障碍问卷［泰勒（Taylor）等人，1985 年；普里斯
（Preece）等人，2018 年］，可快速判断你是否存在情感冷漠
或述情障碍。

情感冷漠和述情障碍自我评估

阅读以下内容（表5-1），并在0到3之间选择一个最合适的数字圈出，其中0表示"没有/从不"，1表示"有一点/有时"，2表示"中等程度/经常"，3表示"很多/大部分时间"。

表5-1 情感冷漠和述情障碍自我评估表

我很难表达我的情绪。	0 1 2 3
我无法用语言表达我的感受。	0 1 2 3
我对自己的感受感到困惑。	0 1 2 3
我发现很难与自己的情绪建立联系。	0 1 2 3
我很难在情感上与他人亲近。	0 1 2 3
我生活中的人抱怨我没有充分表达自己的感受。	0 1 2 3
我生活中的人抱怨说他们感觉不到我的亲密。	0 1 2 3
我身体的感觉让我感到困惑。	0 1 2 3
我不知道为什么我会有这种感觉。	0 1 2 3
我避免谈论我的感受。	0 1 2 3
我发现很难与他人谈论他们的情绪或反应。	0 1 2 3
我更喜欢关注事实，而不是感觉。	0 1 2 3
我知道自己什么时候感觉"不好"，但无法分辨这种情绪是恐惧、愤怒、悲伤还是其他什么。	0 1 2 3
我知道自己什么时候感觉"好"，但无法分辨这种情绪是幸福、快乐、满足、爱还是其他什么。	0 1 2 3

我感到冷漠。	0 1 2 3
我避免思考、认识或描述我的情绪。	0 1 2 3
我为自己缺乏情感而烦恼。	0 1 2 3
我不认为感情和更具体的事物（如任务）一样重要。	0 1 2 3
考虑我的感受让我感觉不自然、勉强或尴尬。	0 1 2 3
我避免留意到伴随某些情绪出现的身体感觉（如在恐惧时心跳加速）。	0 1 2 3
我感觉麻木。	0 1 2 3
总分	

将表 5-1 各项分值相加，填写在"总分"一栏。总分达到 26 分或以上，表明你存在麻木、冷漠和述情障碍。

虽然大多数人会在短时间内经历其中一些症状，但当这些症状持续存在时，它们可能会导致自我意识和人际关系出现困难。使用以下练习来反思你的自我评估分数。

反思你的自我评估分数

你在自我评估中的得分是多少？这个结果是否出乎你的意料？请静下心来反思和消化你在自我评估中的收获。在反思自身经历的同时，你可以考虑以下问题。

你的分数比你预想的高还是低？

_____

_____

_____

评估是否涉及一些你之前没有意识到的问题？

_____

_____

_____

你认为这些症状或经历如何影响你的生活，包括你的
人际关系？

_____

_____

_____

在生活中，你是否曾做过类似的调查问卷，得分相对
这次是高还是低？ 那时的生活与你现在的生活有何不同？

_____

_____

_____

为什么经受创伤后往往会出现情感冷漠和述情障碍

创伤性事件会产生极其强烈、令人痛苦的情绪反应，使

心理创伤者常常感到难以承受。这些情绪反应不仅仅体现在认知层面上——它们不只是发生在你的脑海里，还伴随着你的想法。这些反应主要通过身体感受，表现为身体感觉。事实上，一种情绪是愉快还是痛苦几乎与思想无关；我们之所以感受到情绪，是因为我们感受到我们的身体，而每一种情绪都有一个身体的表现。虽然思想可以引起情绪，但正是身体感觉让我们真正体验到情绪。

当你在情绪上（可能还有身体上）经历了可怕、痛苦的事件时，身体会做出强烈反应，通常会使你陷入应激反应（更多信息，请参阅第四章）。事件发生后，你可能会在每次感到压力、回想起创伤性事件的时候或者在没有任何明显原因的情况下，重新体验到那些令人痛苦的感觉。这可能会导致你情绪失调，感到不知所措。然而，创伤后还有另一种常见的反应与过度的情绪反应恰恰相反：冷漠和麻木。在经历了创伤性事件后，你可能不会再体验创伤的身体感觉，而是觉得自己不会有任何感觉。

对于那些被自己的情绪所吞噬的心理创伤者来说，情感麻木和冷漠或许是一种解脱，但也可能会令人痛苦，因为人们往往认为他们对生活中的美好事物感到不满足，与亲人疏远，令人感到"冷漠"。这会让他们自责、内疚和羞愧，因为他们无法控制自己的情绪状态（冷漠／麻木）。例如，一些心理创伤者表示，他们难以体会到对家人、孩子和朋友的爱。他们可能会说："我知道我爱我的孩子们，但我就是感觉不到，即使我和他们在一起。"你可以想象，这是多么令人痛苦的一件事。自己明明爱着自己的家人，却感受不到自己的爱。

你可能也会遇到这样的情况，你能感受到自己的情绪，但无法描述或表达它们。例如，你可能知道自己感觉"好"或"坏"，但无法确定当前的具体情绪或解释这种体验的感觉。因此，虽然一些心理创伤者在创伤后会体验到强烈的情绪，但有些人则会陷入冷漠、麻木和述情障碍。有些人可能会在不同的时间经历这两种情况，他们可能在某些时刻感到愤怒，在另一些时刻感到冷漠。

冷漠、麻木和述情障碍会让人感到困惑和痛苦，因此，了解大脑在这些体验中发生了什么变化，以及为什么会这样，对于我们大有帮助。我们可以这样理解，在创伤性事件发生后，大脑可能会切断与情绪的联系，以保护你免受进一步的痛苦。这主要是通过抑制（减少激活）一个关键大脑区域的活动来实现的，而这个区域就是参与身体感觉和内部身体体验的脑岛。脑岛有时也被称为"内感受中心"，负责让我们感受并留意身体的感觉。脑岛（以及其他大脑区域）可以帮助你跟踪、认识和描述你身体中发生的事情。但是当脑岛的活动被抑制时，我们就很难体验和理解自己的情绪，可能会出现麻木、冷漠和述情障碍的症状。

以下内容概括了许多人的经历，可以帮助你更好地了解经受创伤后为何会出现情感冷漠和述情障碍。

1. 创伤发生，杏仁核和脑岛同时被激活。当你遭受创伤时，你的杏仁核（大脑中负责检测威胁和危险的区域）会被激活。杏仁核通常与脑岛同时被激活，使你体验身体中的应激反应。当你因创伤而感受到这些令人痛苦的感觉时，你会觉得很糟糕，会想要摆脱产生这些可怕感觉的情境。这是你的大脑所发出的警示信号，它提醒你面临着严重的问题，并激励你摆脱困境，回到安全地带，无论这意味着战斗、逃跑还是冻结。

2. **创伤后，脑岛可能会关闭。** 有些人在创伤性事件发生后，由于感觉非常糟糕，脑岛会受到抑制或关闭。如果在创伤性事件发生后你没有得到护理人员、家人或朋友的支持，就有可能出现这种情况。如果别人告诉你，你需要"克服它"或"继续前进"，为了做到这一点，你的大脑可能会试图通过切断你与身体的联系，从而切断你与情绪的联系。

3. **脑岛活跃度低下可能导致情感冷漠、麻木和述情障碍。** 当脑岛活跃度低下时，你可能难以感知、注意或描述你的感受和情绪。这在很大程度上是因为，脑岛是大脑中让你能够感受到身体感觉的区域，而这对于体验情绪至关重要（因为情绪主要是作为身体感觉来体验的）。当脑岛没有充分被激活时，你就很难体验、表达和理解情绪，因为你感受身体和专注于身体感觉的能力会受到影响。

4. **脑岛活跃度低下可能导致解离。**除了产生述情障碍外，脑岛活跃度低下还可能导致解离，令你失去自我意识和存在感，"陷入恍惚状态"，或者经历一段时间的记忆空白。有时候解离还会让你有一种不真实的感觉，或者觉得周围的事物都是虚幻的。发生这种情况时，你可能会感到自己与内心和周围的环境脱节。述情障碍、情感麻木和解离会阻碍你与自己建立联系和理解，并且会对你的人际关系产生负面影响，因为你可能会给人一种冷漠和疏远的印象，与你所爱的人失去沟通。

使用以下练习来反思你在述情障碍、情感麻木和解离方面的经历。

你的述情障碍、情感麻木和解离经历

脑岛失活是一种常见且可以理解的创伤反应，通常不受心理创伤者的控制。每个人在脑岛激活不足情况下的经历都有所不同。回答以下问题，以便更好地了解你自己的脑岛激活不足可能如何显现，以及它可能如何影响你的生活。你是否经常感到自己与他人或与自己的情绪（甚至是自己）隔绝？这是一种什么样的感受？在什么情况下，你会觉得自己与自己的内心或外界更加亲近或疏远？例如，一些心理创伤者留意到，当他们承受压力或者有人想要和他们过于亲密时，他们会感到麻木。

_____

_____

_____

　　你是否难以表达、描述或讨论你的情绪？你的生活一直都是这样吗？这是你想要避免的事情吗？如果是，为什么？

_____

_____

_____

　　你是否有时候觉得自己或周围的事物变得不真实？或者你是否有时候觉得自己"陷入恍惚状态"或者暂时消失了？比如，很多人都经历过这样的情景，在开车的途中，突然发现自己已经到达目的地，却不记得沿途的情况。你是否常常有类似的体验？如果有，它们一般发生在什么情况下？

_____

_____

_____

_____

心理治疗师在沟通时可能用到的术语

如果你和克莱尔有着类似的经历，心理治疗师可能会在你们的对话或治疗记录中使用以下术语：

麻木症状。麻木症状是 PTSD 的常见表现，属于 DSM-5 中定义的"认知和情绪的负面改变"的 PTSD 症状类别。如果出现麻木症状，你会发现自己无法体会到快乐和痛苦的情绪，会觉得自己与他人脱节，甚至是你最亲近的人。

述情障碍。这是一种在多种疾病中常见的现象，但是述情障碍本身并不是疾病或症状，常表现为难以感受、表达、描述或沟通情绪。

解离。它是一种创伤后常见现象，常表现为感觉自己与内心、他人或周围环境相脱节。有些人将这种体验描述为一种恍惚状态，或是一种暂时脱离当前时刻的感觉。解离可能随时发生，但通常在你受到刺激回想起创伤性事件时会更为频繁。根据 DSM-5 的诊断标准，解离是 PTSD 的一个症状。

你的大脑需要什么

脑岛和其他大脑区域一样，有一个令人欣慰的特点：它可以通过改变自身的结构或功能，让你重新感受到情感，更好地与自己、他人和当下的时刻建立联系。要做到这一点，你需要持续练习各种心理治疗和正念技巧。如果你发现自己的冷漠感、述情障碍或解离让你难以忍受，你可以通过学习以下内容来增强你的联系感、自我意识和存在感。

1. 自下而上的技巧旨在促进激活大脑的内感受中心（脑岛）。如本章前文所述，脑岛通过增加你对身体感觉的意识来帮助你感受自己的情绪。当你能够促进脑岛激活时，你就能更容易地体验、察觉和表达情感，而这些就是本自下而上的技巧所追求的目标。

2. 自上而下的技巧旨在帮助你专注于内感受体验。提高情感感受能力和强化脑岛功能的一个有效方法在于有意识地把注意力集中在不同的感官体验或身体部位上，并保持这种专注。这样做需要激活前额叶皮层，这不仅可以增强前额叶皮层的功能，还可以让你更深入地感受自己的身体，从而改善脑岛的激活度。

下一节将详细介绍五项技能，其中自下而上的技巧可以帮助你了解如何激活大脑的"内感受中心"（脑岛）。

应对挑战的技能

在本节中，你将学习五项技能，它们可以帮助你激活脑岛，让你更加专注于当下，与自己的内心和他人建立更深层次的联系。这些技能涉及如何稳定情绪、如何与身体建立联系，以及一种能够帮助你回顾过去的情感经历和记忆，从而帮助你提升针对情感意识的练习的效果。

技能1：由外而内的内感受（自下而上）

内感受是感受和关注自身内部体验（例如身体感觉）的能力。当脑岛激活程度较低时，我们就难以进行内感受，进而难以认识和表达自己的情绪。在本练习中，你将掌握一些与外部环境建立联系的技巧，帮助你激活脑岛。具体来说，此练习提供了几种简单快捷的方法，让你能够体验一些强烈（但安全）的感官刺激，继而唤醒脑岛，让你重新与自己和周围的环境产生联系。当感到心神恍惚、与当下脱节或者有解离感时，这个方法更是效果显著。

在心理治疗中，我们经常会使用一些稳定情绪的技巧，来缓解解离的感受。这些技巧是一些感官觉察练习，让我们通过与外部环境中的某样东西互动，来唤起一种感觉（比如触觉、视觉等）。例如，你可能会被要求在房间中找出五件紫色的物品。在这种情况下，你会激活视觉并专注于周围环境中特定类型的物品。当你专注于所见所闻等的体验时，你的脑岛就会被激活。因为在与外部环境联系的同时，你专注于自己所感知到的事物这段体验，由此你与自己的身体建立了联系。当你想进一步保持稳定、清醒，并与自己、他人和周围的环境建立联系，这种练习会大有帮助。下面介绍一些稳定情绪的方法，它们涉及强烈的感官刺激，所以在你有解离感的情况下效果尤为显著。

1. **嗅闻异常强烈的气味。**感官体验并不都是同样的效果，并非所有的感官体验或者稳定情绪的技巧都能有效地缓解解离。最有效的情绪稳定技巧，能产生强烈的感官感受，其中，嗅闻强烈的气味可以说是快速激活脑岛的最佳方式。这是因为嗅觉这种感官，能将感受直接传递到杏仁核，而不需要经过其他大脑区域的筛选。这意味着嗅觉是一种非常富有情感和力量的感官。因此，有效地稳定自己情绪的一种方法是闻一些浓烈的气味。以下是一些浓烈气味的示例：

   - 精油　　● 薄荷　　● 消毒洗手液
   - 大蒜　　● 柑橘　　● 浓烈的香水味

2. **品尝味道浓烈的食物。**味觉和嗅觉一样，都是强烈的感官体验。下面是一些你可以尝试的东西，它们可以带来强烈的感官刺激，帮助你稳定情绪：

   - 薄荷糖或薄荷口香糖
   - 柑橘
   - 酸味糖果
   - 辛辣食物
   - 香味浓郁的硬糖
   - 含有丁香、辣椒、肉桂、大蒜或生姜的食物

3. **创造强烈的触觉体验。**触觉也可以创造强烈的感官体

验。因此，一些心理创伤者会自残，例如烧伤或割伤自己。这些触觉体验非常强烈，可以减少解离感，让人感觉更为真实。但是，如果你希望能够在不伤害自己的情况下感受当下、保持联系，那么，下面的方法可以帮助你安全地体验一些强烈的触觉。你会注意到它们都涉及温度，因为温度变化是一种不会伤害自己，却能产生强烈触觉体验的好办法。

- 将一块冰握在手中直至其完全融化，或将冰袋拿在手中。
- 用冷水泼脸。
- 把脸伸进冰箱里一会儿。
- 洗个热水澡或凉水澡。
- 在肚子上放一个暖水袋或毯子。
- 将一只手放在冷水中，另一只手放在温水中，感受两者之间的差别。
- 手捧一个暖手宝。
- 如果室外温度与室内温度相差很大，请走到室外。

由外而内的内感受的技巧

虽然本章中的其他技能可以定期练习，甚至每天练习，但这些内感受练习最好在遭遇解离或脱节的必要情况下使用。主要原因在于，这些练习旨在启动脑岛，以便将你带回你的身体和当下，而不是为了长期培养脑岛或提高基线脑岛的激活水平。此外，每天长时间练习这些技巧可能会让你感到非常不适，甚至造成痛苦（例如，如果你连续三十分钟将冰块握在手中）。因此，你应该在你感觉心神恍惚、想要让自己回到现实时使用这些技巧。

技能 2：身体感知（自下而上）

激活和强化脑岛的最佳方法之一是直接感受身体，专注于不同部位的感觉。这种技巧属于身体扫描的一种，可以帮助你学习如何与身体的不同部位建立联系，并留意每个部位与其他部位的感觉有何不同。此外，在这项技巧中，你将学习如何在感知身体不同部位的体验时，调动你的感官。

1. **练习准备**。布置好你周围的空间，确保附近有一些不同的物品可供你触摸、闻到、尝到、看到和听到。对于你打算使用的每一种感官，准备两样可以互动的物品。例如，如果你打算使用听觉和嗅觉，请准备两样你可以听到的物品和两样你可以闻到的不同物品。这样做有助于你比较和对照这两样物品。这些物品的例子如下：薰衣草和巧克力棒，用于闻味；柔软的毯子和冰冷的桌子，用于触摸；从窗户朝一个方向看是室外，朝另一个方向看是卧室，用于观看；一颗爆米花和一块硬糖，用于尝味；手机上的音乐和电视节目，用于倾听。在此练习中至少选择运用一种感官，并准备好你想要使用的物品。

2. **扫描你的身体**。找一个舒适的姿势并闭上眼睛。将你的注意力转移到你的脚上，以开放和好奇的态度去感受这个部位。当你感受自己的脚时，问自己以下问题：

- 这个部位有什么感觉？
- 这个部位还有什么其他的体验？
- 这个部位感觉温暖还是寒冷？
- 这个部位感觉沉重还是轻盈？
- 这个部位有疼痛感吗？
- 如果这个部位有质感，会是什么样的？
- 如果这个部位有颜色，那会是什么颜色？
- 如果这个部位有情绪，会是什么样的？
- 与这个部位建立联系是什么感觉？

接下来，将注意力慢慢向上转移到小腿，并重复上述问题。当你的注意力慢慢向上转移时，对身体的每个部位重复这些问题。以下是你可能希望感受并与之建立联系的身体部位：

- 脚
- 小腿
- 大腿
- 臀部
- 双手
- 双臂
- 下背部
- 腹部区域
- 胸部
- 上背部
- 肩膀
- 颈部
- 头面部

3. **感受你的全身。** 现在你已经连接并扫描了身体的各个部位，请花点时间注意身体任何部位的感觉或体验。不要只关注身体的一个部位，而是让意识随意漂移到任何引起你注意的部位。静坐片刻，留意身体向你传递的所有感觉。

4. **融入感官体验。** 接下来，确定你想要与之建立联系的感觉，包括视觉、味觉、听觉、嗅觉或触觉。找到你为此练习准备的物品，开始与其中的一个互动。例如，如果你想调动嗅觉，请闻一闻你准备好的物品（例如巧克力棒或鲜花）。花点时间感受这个物品，闻闻它，拿着它，看着它，听听它，或者尝一尝它。当你接触这个物品时，稍微停顿一下，深入品味它的感觉。关于这次经历，你可以询问自己以下问题：

- 这种【气味／感觉／味道／声音／触感】是什么样的体验？
- 我在身体的哪个部位感受到了这种【气味／感觉／味道／声音／触感】？
- 这种【气味／感觉／味道／声音／触感】让我感觉如何？
- 这种【气味／感觉／味道／声音／触感】给我带来了什么情绪？
- 我是否有任何与此【气味／感觉／味道／声

音／触感】相关的记忆？

5. **融入第二感官体验**。重复步骤 4，使用第二感官体验。两次体验均使用相同的感官（例如再闻一种味道，再触摸一样物品等）。当你与这样的物品接触时，向自己询问以下问题以及"步骤 4"中列出的问题：

- 该物品的【气味／感觉／味道／声音／触感】与上一个物品有什么不同吗？

  如果是这样，具体是什么样的区别？

- 与上一个相比，我对这个物品感觉如何？

- 与上一个相比，这个物品是否引起我不同的情感或记忆？

- 该物品与上一个物品有何相似或不同之处？

6. **重复**。如果你愿意，用另一种感官重复"步骤 4"和"步骤 5"。例如，如果你之前使用嗅觉，现在可以使用触觉重复这些步骤。你可以按照自己的喜好重复这个过程。

身体感知的技巧

身体意识训练是一种简单有效的练习，你可以在五分钟内结束，也可以延长至三十分钟。如果你想提高基线脑岛的激活水平，最好每天练习此技巧或其中的个别部分。如果愿意，你可以将此技巧与本章中的其他技巧交替使用。此外，如果你发现自己难以回答练习中的某些问题（例如询问伴随某种感觉的情绪），不要担心，这是很正常的现象。只要多练习，你就会发现你能更好地回答这些问题，因为你和你的身体更加亲密了。当你能够注意到、表达和描述自己身体的体验，你的情绪意识会变得更强。

技能 3：心脏感知（自下而上）

这项技巧改编自斯威顿（2019），它可以帮助你通过外部的身体感受来联系内部的身体机能，即心跳。这是一种让你更亲近自己的身体、提高脑岛激活水平的好方法。

1. 开始深呼吸。如果你感觉舒服，请闭上眼睛，然后将你的意识深入内心，感受每一次吸气和呼气。

2. 感受你的心脏部位。继续深呼吸，将注意力转移到身体内部的心脏，留意你在该部位的所有感觉。

3. 感知你的脉搏。为了更深入地感受心脏，请用右手的手指轻轻按压左手腕内侧，找到你的脉搏。感觉到脉搏跳动后，想象它同时发生在你的手腕（你可以用手指感觉到）和心脏区域。保持这种联系几分钟，想象你的脉搏在你的手腕和心脏一起跳动。

4. 用心感知你的心脏。继续关注你的脉搏，同时在你的脑海中想象你的心脏的模样。你可以想象你的心脏在身体内或身体外。用心感知你的心脏，想象它和你的脉搏一起跳动。保持这种状态几分钟。如果你分心了，慢慢地把注意力重新转移至手腕上的脉搏和你心中想象的心脏模样。

心脏感知的技巧

你可以将此技巧视为一种结合了身体感知和身体专注力的冥想和呼吸练习。这种技巧非常适合激活脑岛。然而，要强化脑岛，你需要集中注意力花费大量的时间坚持练习。你应该每天花十到十五分钟的时间完成这个练习，或者其他锻炼脑岛的练习。这个练习和本章的其他练习都可以分成五分钟或三分钟的小节，以便于练习。

技能 4：情绪档案（自下而上和自上而下）

这是一种锻炼脑岛的高级方法，你需要在回忆中唤起不同的情绪，并绘制自己的情绪档案。你可能已经注意到，有时当你想起过去的情感经历时，你会重新感受到那些情绪。心理创伤者在回忆创伤经历时经常会遇到这种情况，但你也可以在回想其他类型的记忆时，重温与之相关的情绪，例如美好的记忆。在本练习中，你将有意识地想起多种情感记忆，每一种都会引发不同的感受。然后，你需要在身体上标出你最强烈地感受到这些情绪的部位，从而创建各类情绪的档案。例如，你可能会注意到，当你想起一段你在工作中失去升职机会的记忆时，你会感到愤怒。这种愤怒可能表现为胸闷、心率加快、拳头紧握和胃部发热。在这种情况下，你的愤怒情绪档案可能如下所示。

情绪档案示例

我的情绪状况：愤怒

心率加快 _____

拳头紧握 _____

胸闷 _____

胃热 _____

_____

_____

_____

按照指示使用记录单填写你的情绪档案。

1. **识别情感记忆**。回想一件令你产生情感波动的事情。

   这可能是引发以下任意一种情绪的记忆：

幸福	满足
兴奋／喜悦	爱
惊喜	愤怒
悲伤	恐惧

   如果可能的话，选择一个只能唤起一种特定情绪的记忆，而不是混杂了多种情绪的记忆。此举将确保你在创建情绪档案时，它能真实反映一种情绪而非多种情绪在身体上的感受。

2. **重温这段情感记忆。** 重新回忆那段记忆，从头到尾在脑海中反复品味。如果感觉舒服，你可以闭上眼睛。为了更好地沉浸在这段记忆中，在尝试回忆记忆中的事实（人物、事件、地点、时间）之外，试着回忆你当时的感官体验（所见、所闻、所感等）。在这里停留片刻，完全体验并重温这段记忆。

3. **注意你的情绪。** 当你牢记这段记忆时，试着感受一下，即使只是一丁点，你对它有什么情绪反应。它还会引起你的愤怒或喜悦吗？将这种情绪反应与这段记忆联系起来。

4. **注意你的身体。** 继续与这段记忆相关的情绪保持联系，将注意力转移到身体上，感受任何由这种情绪产生的感觉或体验。例如，你可能会注意到你的呼吸或心率发生了变化。你可能还会注意到温度变化（感觉热/冷）或压力变化（感觉沉重/轻盈）。如果你愿意，你可以扫描你的全身，了解当这种情绪出现时身体各个部位的具体反应。以下是一些常见的体验，在你扫视各个身体部位时，可对照着自身体验进行检查：

    a. **温度变化：** 不同部位感觉更热或更冷。

    b. **压力变化：** 不同部位感觉沉重、轻盈或受压。

    c. **纹理变化：** 不同部位感觉柔软、尖锐或粗糙。

    d. **运动变化：** 不同部位感觉有能量在推动它们上升或下降（例如，胃部有下坠感）

5. **记录自己的感受。** 记录你在体验这段情感记忆时感受到的身体感觉。在身体轮廓图右侧的横线上写下自己的感觉，并用箭头指出有相应感觉的身体部位。

情绪档案

我的情绪状况：_____

情绪档案的技巧

你可以针对多种类型的情绪重复此练习，用这个练习来体验幸福、爱、悲伤、愤怒和恐惧的感受。当你能够在你的情绪和感觉之间建立联系时，你就可以更好地理解、表达和描述情绪，并缓解述情障碍和解离了。在创建情绪档案后，你在察觉到情绪涌现时，请参考这些档案，这样你就能逐渐识别出更多的感觉。一旦你意识到某种情绪在你身体中的感受，你就能够更容易地识别这种情绪。

当你经历令人痛苦的情绪时，你可能希望稍微摆脱其中的一些感觉。但是，要做到这一点，你首先必须知道感到痛苦的具体身体部位。当你注意到它时，你可以短暂地关注一下痛苦，然后将注意力转移到你觉得平静或更愉快的身体其他部位。例如，在悲伤时，你可能会感觉到胃部有一种沉重感。你可以在转移你的注意力之前，简单地感受一下这种感觉，然后将注意力转移到对你所爱之人的思念上，以及当你想起那些爱意时，胸中随之而来的温暖。

技能 5： 践行情感体验（自上而下）

你有没有因一部电影而感到悲伤？或者因一首歌而感到精力充沛？如果答案是肯定的，那么你就已经领略了情感如何通过音乐、电视节目、电影、戏剧以及其他的娱乐形式，甚至在他人的互动中被唤醒和深化。然而，我们在感到麻木、冷漠或困扰时，往往难以想起何时去观赏一部电影、去品味一首歌曲、与谁倾诉，以使自己的心情得以改善。

要想与情感建立联系，一种自上而下的策略在于有意识地激发自己的情绪，比如专心观看电影、聆听音乐或参与一些曾引发你强烈情绪波动的活动。你可以将这视为一种践行情感体验的方法，利用一些提示物、情境、娱乐或能够触动你情绪的人来帮助你。当然，请不要故意让自己陷入痛苦的情感中，那不是我们的目的。我们的目的是寻找那些能够让你感到快乐、幽默、平静或满足的活动。

使用以下记录单来帮助你确定"践行情感体验"的方法。当你想要主动感受一些强烈而积极的情感时，你可以参照这份记录。

记录单：践行情感体验

关于爱的体验，请回答以下问题：

是否有某些照片能让你心生爱意？如果有，这些照片在哪里？（它们可能是婴儿、儿童、宠物或伴侣的照片）

_____

_____

是否有一种音乐或一首歌曲能触动你爱的情绪？它是什么？（可能是你在婚礼上跳舞时播放的一首歌，或者是一首让你想起心爱之人的歌曲）

_____

_____

是否有电影或电视节目能让你感受到爱情的魅力，或者能让你想起心爱之人？它们是什么？

_____

_____

_____

是否有气味，例如烘焙的香气或蜡烛的气味，能唤起你的爱意？这些气味是什么？

_____

_____

_____

是否有某些物品，当你触摸或看到它们时，会让你想起心爱之人？这可以是一种与他人联系的方式。这些物品是什么？

_____

_____

_____

是否有某些人，当你与他们交谈、见面或打电话时，能让你感受到爱或被爱？他们是谁？

_____

_____

_____

请你针对快乐、平静、满足、幽默和娱乐，重新回答上述问题，并把答案写在纸上或者手机的备忘录里，方便随时翻看。当你觉得自己难以体会到积极的情绪时，你可以看看这些笔记，作为唤醒你情绪的一种方法。

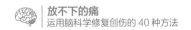
践行情感体验的技巧

请在心情平静和头脑清醒时，思考如何践行情感体验。这样，你更有可能想出一些好主意。如果你在心烦意乱的时候才去思考这个问题，你可能会觉得很难有所启发，因为你可能被负面情绪所困扰。此外，经常回顾这张记录单也是有益的，你可能会有一些新的灵感。

暂停并反思

现在你已经读完了本章内容，请暂停并反思你所学到的内容和你觉得有用的技能。记录效果明显的技能以及你希望坚持练习的技能，从而养成相应的练习习惯，以增强脑岛的功能。在下一部分中，你可以列出你认为有用的技能，包括你在本章中学到的技能以及你喜欢的任何以身体为基础或以身体为重点的练习，因为这些稳定情绪的技巧或者以身体为基础的技巧都可以提高脑岛的激活水平。

应对情感冷漠、述情障碍和解离的技能

为了更好地感受当下、建立更多的联系，你可以尝试表 5-2 中的一项或多项技能，这些技能会使你受益良多。

表 5-2 应对情感冷漠、述情障碍和解离的技能练习

技能 / 技巧	最佳练习时机	何时练习这项技能（日期、时间、情境描述）	反思这段体验。这项技能有用吗？
由外而内的内感受	感到情感麻木或冷淡时作为常规练习		
身体感知	感到情感麻木或冷淡时作为常规练习		
心脏感知	感到焦虑或麻木时作为常规练习		
情绪档案	完成一次该练习，然后根据需要，每隔几个月重复一次，以了解情绪在身体中的表现方式		
践行情感体验	感到情感麻木或冷淡时		

第六章

重写大脑的安全剧本：
创伤、控制与安全的三角关系

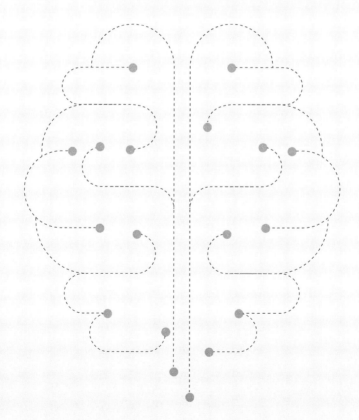

黑莉是一名 27 岁的研究生，成绩优异，她在五年前的大学时期遭受了强奸，从那时起就开始寻求心理治疗的帮助。虽然黑莉住在一个安全的城镇，有值得信赖的室友，而且她的父母也在附近给予她支持，但她总是感觉不到安全。渐渐地，她因为觉得无法控制自己的情绪而越来越与世隔绝，她说每当她走出自己的公寓，就会有失控的感觉。黑莉表示，那次不幸的遭遇剥夺了她内心的平静，她担心自己永远无法恢复安全感了。

反思自己的经历

在阅读了黑莉的故事后，抽时间回想一下自己的经历，你可以选择反思并记录以下问题：

- 你是否有过和黑莉相似的感受，觉得自己似乎无法感到安全？或者你只有在完全掌控一切的时候才能感到安全？

- 你是否发现，当你无法控制某种情况、自己或他人时，你就会变得焦虑？你觉得创伤是怎样影响这种感觉的？

- 你是否会担心自己因遭受过的创伤而失去安全感，或者其他什么重要的东西？如果有，是什么呢？
- 你是否认为，你只有保持控制才能感到安全？

安全和控制问题如何影响你的生活

在心理创伤者的生活中，控制和安全几乎是无处不在的主题。这也是情理之中的：当你完全控制某件事情时，你就可以保证自己的安全，不是吗？当你经历过不安全的后果时，特别是当坏事发生是因为别人剥夺了你的控制权（以及保护自己的能力）时，把安全放在首位是合理的。因此，在经历了创伤之后，安全和控制就成了常见且相互关联的两个主题。你很少能看到这两个主题单独存在。

渴望和追求安全感和控制感是人之常情，没有什么不对的。但是有些人可能会过于执着于这些感觉，以至于让自己陷入困境、烦恼或失衡。比如说，有些经历过创伤的人，就会对某些地方或某些活动感到恐惧，即使他们明知道那些事情并不危险。这样一来，他们就失去了过上原来那种"正常"生活的能力。创伤会让你的安全"警报"变得敏感，即使你并没有遇到危险，也会感到焦虑不安。你以前可以自由地和朋友出去玩，或者在夜晚开车，或者去旅行，或者拥有亲密的关系，但是创伤之后，这些事情就变得困难重重，因为你觉得它们不再安全了。

感到不安全的时候，我们很自然地想要控制一些事情，以此来找回安全感和减轻焦虑感。这是合乎逻辑的，因为我们都想要主动地保护自己的安全。但是如果我们用了错误或无用的控制方式，就会给自己的工作或人际关系带来麻烦。周围的人可能会抱怨你对计划太过死板，对关系过分强求，或者试图控制别人的行为。你也可能会在工作中不愿意把任务交给别人，或者总是想要把关一切。这些控制欲会给你和你周围的人带来额外的压力。

以下的自我评估旨在帮助你更清楚地认识控制和安全在生活中所扮演的角色，并判断这些主题是否对你造成了困扰。

安全和控制问题自我评估

阅读以下内容（表6-1），并在0到3之间选择一个最合适的数字圈出，其中0表示"没有/从不"，1表示"有一点/有时"，2表示"中等程度/经常"，3表示"很多/大部分时间"。

表6-1 安全和控制问题自我评估表

当我无法控制社交计划时，我感到焦虑不安。	0 1 2 3
人们告诉我，我是一个"控制狂"。	0 1 2 3
我很难将责任委派给他人，即使我知道这是他们的工作，或者他们有能力完成这些任务。	0 1 2 3
当我能够控制某一情况时，我会有强烈的安心感。	0 1 2 3

续表

我会避免那些看起来没有条理或不可预测的情况。	0 1 2 3
在无法"掌控"某一情况中发生的一切时（例如，当我无法看到拥挤房间中的每个人或无法了解某个特定时刻发生的一切），我会感到焦虑。	0 1 2 3
为了感到安全，我会在各类情况中或与人相处时努力施加控制。	0 1 2 3
在感到不安全时，我会尽一切努力来重新建立控制感。	0 1 2 3
即使没有必要，我也会努力控制事物。	0 1 2 3
人们对我感到沮丧，因为我必须按照"正确的方式"完成事情。	0 1 2 3
我喜欢自己做事情，因为如果我把任务交给别人，他们会做错。	0 1 2 3
我很难"随遇而安"。	0 1 2 3
我是亲密关系中的主要决策者或领导者。	0 1 2 3
即使没有什么证据支持这种感觉，我也觉得好像有什么坏事即将发生。	0 1 2 3
我没有安全感。	0 1 2 3
我觉得只有我自己才能保护自己的安全。	0 1 2 3
我在很多情境中担心自己的安全。	0 1 2 3
我不再做我以前喜欢做的事情，因为我担心自己的安全。	0 1 2 3
我花了很多时间来确保自己能够保持安全。	0 1 2 3
如果我不保护自己，我就会受到别人的伤害。	0 1 2 3

续表

我比大多数人更擅长发现情况中可能出错的地方。	0 1 2 3
如果我不警惕，坏事就会发生。	0 1 2 3
如果我遭遇了不幸，那是因为我没有做足够的事情来保护自己。	0 1 2 3
有人告诉过我，我对我爱的人过分保护。	0 1 2 3
我是一个"直升机"式的父母或伴侣。	0 1 2 3
我会避开社交或工作相关的活动，因为我担心会发生不好的事情。	0 1 2 3
如果我能预测可能出错的地方，我就能阻止它发生。	0 1 2 3
只要我掌控一切，我就会安全。	0 1 2 3
总分	

　　将表 6-1 各项分值相加，填写在"总分"一栏。总分达到 33 分或以上，则表明你的生活可能存在着安全和控制方面的问题。

　　使用以下练习来反思你的自我评估分数。

反思你的自我评估分数

　　你在自我评估中的得分是多少？评估中提及的事情是你已经知道的吗？在反思自身情况的同时，考虑以下问题。

你觉得控制和安全之间有没有联系呢？你以前有没有思考过这个问题？

_____

_____

_____

你的分数和你的预期是否存在差异？你从这个练习中学到了什么新的东西吗？

_____

_____

_____

在你的人生中，哪个主题最常发挥作用：控制或安全？你认为这个主题如何影响你的生活？

_____

_____

_____

你是否想要在生活中对安全和控制做一些改变呢？你对这些改变有没有什么恐惧的地方？

_____

_____

_____

_____

为什么经受创伤后往往会出现安全和控制问题

正如本书其他章节所说，大脑的主要功能是保证你的生存，而不是让你感到平静、快乐或者心理健康。如果你曾经遭受过安全威胁，或者经历过让你感到不安全的恐怖事情，你的大脑就会更加努力地保护你在将来不再受到伤害。有时候，这种保护可能会显得极端，就好像大脑不惜一切代价地优先考虑安全和生存。而事实很可能就是如此。当你因为不安全而承受了痛苦的后果时，你的大脑会变得非常擅长识别未来可能存在危险的情况。这些情况并不需要和过去的创伤事件完全一致；相反，只要有一点点相似的元素或体验，它们就可能触发你的大脑的警报。例如，如果你曾经历过一次车祸，你不仅可能对开车或者坐车感到恐惧，而且也可能对任何你不能控制他人行为的场合或者任何让你感到受困的环境感到恐惧，从而形成幽闭恐惧症。

在本章的例子中，黑莉在遭受强奸后，她的大脑就变得对危险异常敏感。她的大脑不仅会在她可能再次遭遇暴力的情况下发出警报，甚至在她想要离开公寓的时候也会如此。去杂货店看起来和强奸没有什么关系，也不一定是她害怕再次被强奸，但是黑莉对失去控制的恐惧波及了任何可能让她感到无力的情况。对我们大多数人来说，去杂货店是一件很平常的事情。但是对一名强奸受害者来说，任何公共场所和他人可能表现出的不可预测的行为，都会让她感到恐慌。所以，黑莉为了保持安全感和控制感，就会避免很多原本正常的活动。

面对创伤，大脑会感到恐惧，并触发安全警报。创伤后，大脑中负责检测威胁的杏仁核会对任何与原始创伤有一点相似的事物敏感，一旦它察觉到有什么看起来或者感觉像过去的创伤事件，就会"发出警报"。面对这些触发的警报，一种常见的反应是在情境中施加控制，因为感知到的控制感可以让杏仁核安静下来，让你感觉不那么恐惧、激动或者触发特定的情绪。也就是说，试图控制你的生活和你所处的情境是一种（暂时）让你的杏仁核平静和恢复安全感的好办法。

正如本章前文所述，这也不全是坏事。例如，选择打车而非独自步行在城镇的危险区域，这是一种控制情境从而保护自身安全的方式。但如果过度控制情境，就会对你的生活造成负面影响。而且，很多心理创伤者发现，控制感虽然能让他们暂时感觉好一点，但并不能解决根本上的不安全感；随着时间的流逝，控制效果变得越来越差，他们越来越无法容忍不明确或不确定的情境。这反过来又会促使他们采用更极端的方法去控制更多的事情，但这些努力也往往不能带来持久的安全感。以下内容概括了许多心理创伤者的经历，可以帮助你更好地理解这种不良控制循环的运作机制。

1. **当你遇到创伤提示物或者想到可能不安全的情境时，杏仁核被激活。**这时，杏仁核会警告你，你打算做的事情（比如去杂货店、去参加聚会等）可能存在危险，会危及你的安全。心理创伤者被"激惹"某种情绪时，通常会感受到杏仁核被激活及其引发的一连串反应，包括身体进入应激状态。随后，大脑会迅速地评估情境应对方案，并选择"战斗"、"逃跑"或"冻结"等方式来回应危险。不难想象，如果这是一个还没发生的情境，一个你正在考虑的情境（例如下周去看一场体育比赛），你的大脑会倾向于"逃跑"的方案，它会建议你避开这一情境，以维持安全。但是，如果你能用某种方式让你的大脑相信这样做是安全的，你的大脑也可能想办法让你能够参加这个活动。

2. 为了说服你的大脑允许你进入某种情境，你需要动用你的前额叶皮层来思考如何保证自己的安全。杏仁核的激活会让"逻辑大脑"失去判断力，使你难以对不同的情境进行合理的分析。但是，当杏仁核的激活是对未来可能发生的事件的预期反应时，你通常还有一些机会，可以利用你的前额叶皮层来尝试平息杏仁核的活动。当你努力说服自己某种情况不会有事，或者某件事情没有想象中那么糟糕，或者采取其他任何让自己感觉舒服一些的心理策略时，上述情况就会发生。这就好像你的前额叶皮层在与你的杏仁核进行理性对话，以便降低它的活跃程度，让你感到安全。

3. 确定一些控制型的行为或安全措施。为了降低杏仁核的过度反应，一个常用的策略是让杏仁核相信，你可以通过某种方式控制情况，从而保证自己的安全。在这种情况下，谁能比你自己更能掌控局面呢？这样不就能确保你不会受到伤害吗？因此，心理创伤者往往会想方设法地采取一些安全措施，或者试图影响或控制情况，以防止不幸再次发生。例如，在餐馆吃饭的时候，你可能只愿意坐在能看到大门或背靠墙的位置。或者在去看电影的时候，你只愿意坐在紧急出口旁边。在社交场合，你可能只愿意参加那些你能决定时间、地点和参与者的活动，而如果计划有变或不确定，你就会拒绝参加。

4. **杏仁核暂时失活。**当你能让杏仁核相信你能保证自身安全时，它就会安静下来，你也会感觉舒服一些。但是，即使你能够说服自己你能掌控全局，你的放松感通常也只是短暂的，很快就会被杏仁核的再次被激活所打破。

5. **当你面临特定情境时，杏仁核再次被激活。**这种激活暗示着可能的危险，常常会无视你的安全防范或控制行为而发生。你的控制感或许能让你勇敢地面对情境，但你很难在其中感到放松，杏仁核的抑制反应也不会持续太久。大多数心理创伤者都会经历一种反弹效应，即恐惧会毫无预警地卷土重来，无论他们为了保持安全而采取了何种措施。于是，你可能会采取更极端的方式来保护自己，包括对情境施加更多的控制。可是，这些尝试也往往只能起到短暂的作用。

你为了保持安全而采取的措施可能会成为习惯，就像表达愤怒或应对策略一样。但是，要有意识地辨别这些行为，并判断何时需要调整它们，可能并不容易。使用以下练习来反思你是如何利用控制来保持安全的。

你的安全和控制行为

在反思你可能采取哪些控制方式来建立或恢复安全感时，请考虑以下问题。

当你的大脑对某个情境发出"警报"，觉得它不安全时，你会怎样做来让它变得更安全？这些做法是否会占用你很多的时间、精力或资源？

_____

_____

_____

你采取的任何措施或安全行为，是否有试图提高你的控制感？如果有，它们通常是否有效？它们是否经常给你带来问题？

_____

_____

_____

随着时间的推移，你的安全行为是否会让你感觉更安全？抑或无论你怎么做，你都会重新陷入不安全的感觉？

_____

_____

_____

你是否发现随着时间的推移，自己在安全或控制行为上变得更加极端？如果是，具体表现在哪些方面？这样做的后果又是什么？

_____

_____

_____

或许你正在使用一些安全和控制行为，它们对你很有帮助，能够实现你的预期目标。如果是这样，那真是太好了！但是，如果你发现这些行为占用了你太多的时间、精力或资源，或者它们并不有效或带来了其他麻烦，那么你可能需要寻找其他的方法来获得安全感。

心理治疗师在沟通时可能用到的术语

如果你和黑莉有着类似的经历，心理治疗师可能会在你们的对话或治疗记录中使用以下术语：

认知和情绪症状的负面变化。 这是 DSM-5 中 PTSD 的一个症状类别，它涵盖了七个症状，每个症状都反映了心理创伤者在思考和感受上的变化。例如，你可能会感到与世隔绝或者难以感受到爱或快乐等正面情绪，这些都是创伤后常见的情绪变化。另外，你也可能在认知上出现变化，如对他人更加多疑或者有更极端的消极想法或预期。你可能会把相对安全的情境视为危险。

警觉和反应性症状。 这是 DSM-5 中 PTSD 的一个症状类别，它涵盖了六个症状，其中有两个与我们的话题密切相关：过度警觉和敏感的惊跳反应增强。过度警觉是指你的大脑对危险过分敏感，容易在无害的情境中感知到危险；敏感的惊跳反应增强与之类似，它是指你在遇到意外的、微小的、通常无害的噪声或惊吓时，感到突然震惊或惊跳。

你的大脑需要什么

在经历创伤后，你的大脑的危险"警报"可能变得敏感，让你在相对安全的情境中也感到不安全。这会导致你做出一些反而不利于自身的控制行为。它们虽然能让你暂时感到安全，但却阻碍了你意识到（或重新意识到）这些情境是安全

的，从而增加了恐惧和焦虑。为了建立合理的安全感和控制
感，你的大脑需要学习以下几点。

1. 自下而上的技巧旨在降低杏仁核被激活。杏仁核是大
   脑中负责检测威胁的部位。就像失调的愤怒往往是杏
   仁核将情境误判为比实际更危险的结果一样，在相对
   安全的情境中感觉不安全也是杏仁核的判断失误，它
   错误地认为某些事物或某些人具有威胁性。这在创伤
   后很常见，创伤会导致大脑结构过度活跃和高度敏感。
   为了帮助调节和安抚杏仁核，你可以练习一些自下而
   上的技巧。

2. 自上而下的技巧，它们能激活大脑的思维中枢（前额
   叶皮层）和记忆存储单元（海马体）。用大脑的"思
   考中心"来想办法管理或控制情境，有时候是有效的，
   但有时候也可能会适得其反。不过，这并不意味着认
   知技巧——利用你的前额叶皮层进行有意识的思考和
   努力就没有帮助。事实上，一些心理练习可以非常有
   效，关键在于你采用的策略。

下一节将详细介绍四项技能，它们能够帮助你缓解不安
全感，让你能够有效、合理地掌控自己的情绪。

应对挑战的技能

本节重点介绍了一些与安全和控制相关的技能，它们可以帮助你利用前额叶皮质（思维中枢）和海马体（记忆存储单元）来抑制杏仁核（威胁检测中心）的过度反应。这些技能包括一个关注身体感受的练习、资源调动，以及两种认知策略。另外，第五章的身体情绪档案表也是一个非常有用的工具，可以帮助你更清楚地了解情绪以及安全感等其他感受是如何在身体中产生和表现的。你可以利用这一技能来探索与安全感和不安全感相关的躯体感受，并配合放松练习，例如深呼吸或自生训练（参见第一章）来缓解不良情绪。

技能 1：激活身心的控制感（自下而上和自上而下）

就像你可以创建一个身体安全感档案（或者一个反映不安全感的档案）一样，你也可以感受到控制的具体感觉。这个练习能够帮助你有意识地激活控制感，观察它是如何在身体中表现以及在思维中以思想的形式呈现的。学习如何有意识地激活控制感，能够增强你的安全感、力量感和自我效能感。在面对不确定或令人焦虑的情境时，这一有效方法能够帮助你汇聚更多的力量和资源，避免感到无能、无力或不安全。

1. 回想一下生活中你感觉自己强大、有控制力、充满自信的某个时刻。这可能是在学习或工作中，或者是在运动、比赛或社交中。回想起这段记忆，尽量清晰地重现它。想象你当时在哪里、做了什么、和谁在一起。你看到了什么？听到了什么？感受到了什么？静下心来回味这段记忆。

2. 当你回想起这段记忆时，请开始关注自己的身体感受，从脚部开始，逐渐向上。在检视身体的过程中，你有什么发现？这会让你了解这段记忆是如何在身体中留下痕迹的，以及控制感和自信感在身体中是一种怎样的状态。缓缓地将注意力从脚部移至小腿、大腿、腹部、胃部、背部、胸部、手臂、双手、手指、肩部、颈部和头部。你可以将这种意识想象成一束光线，这束光线从地板上沿着你的身体向上移动。你有什么发现？请具体描述……

- 你是否感受到身体的某些部位有温暖或凉爽的感觉？如果有，是在哪里呢？

- 你是否感受到身体的某些部位有紧张或放松的感觉？这种感觉是怎样的呢？

- 你是否感受到身体的某些部位有压迫、沉重或轻盈的感觉？如果有，是在哪里呢？

- 你是否觉得这些感觉有一种形状或颜色？（如果这个问题无法引起你的共鸣，不用担心，这很正常！）

- 你是否觉得这些感觉有一种质感？有没有粗糙、

柔软或光滑的感觉？

3. 现在你已经建立了身体控制感档案，你也可以回想一下与这种体验有关的想法或记忆。可以向自己提出以下问题……

a. 当你感受到这些身体反应时，你的脑海中会想到什么词语？一些人表示他们会想到"力量""能力""平静"等词语。你的大脑是否也会把这些身体反应和某些词语联系起来？

b. 当你感受到这些身体反应时，你的脑海中会浮现出什么话语或表达？例如，您可能会想到一些鼓励自己的话，如"我能做到这件事"，或者"你可以的"，或者"你没事的"，等等。请静下心来观察你的大脑是否浮现任何与这种身体控制反应相呼应的表达。

c. 当你在身体中激活这些感觉时，你是否会联想到其他的记忆？你可能会发现，当你的身体熟悉控制的具体感觉时，你可能会想起其他一些有着类似感觉的时刻。花时间记录下你在生活中感受到这些感觉和控制感的时刻。

激活身心的控制感的技巧

现在你已经明白了控制感是如何在你的身体和思维中体现的，你可以把它当作一种资源，在需要提升自信或感到失控或焦虑时有意识地使用它。你也可以把它作为一种日常冥想的练习。许多人发现，当他们能够（通过身体和 / 或思维）触及自己的某些部分，感受到坚定、强大和控制感时，有助于他们更勇敢地面对不确定性。

技能 2：利用肯定语句调动资源（自下而上和自上而下）

双侧运动，比如轻拍，能够帮助你消除困扰你的想法或记忆。这是一种常见的方法，在眼动脱敏与再加工（eye movement desensitization and reprocessing，EMDR）疗法中，治疗师指导客户快速地左右转动眼球，以便更好地处理和减轻创伤性记忆的影响。但是，很多人并不知道，你也可以利用双侧运动，比如轻拍，来达到另一个目的：调动资源。也就是说，双侧运动不仅可以帮助你缓解对一些令人不安或创伤性事件的痛苦，还可以帮助你获得更多有益或积极的感受。这一切都取决于你如何进行轻拍或其他运动。

快速的动作，例如眼球运动或者轻拍，可以降低情绪体验的强度，让它们不那么令人难受。这就是眼动脱敏与再加工疗法治疗创伤时采用双侧运动的原因。但是，缓慢的双侧运动可以增强和放大一种体验、思想、记忆或情绪，使其更加强烈和有影响力。这种技术利用缓慢的双侧轻拍和肯定语句，即积极的表达，来帮助你触及和强调自己的力量、信心、控制和安全感。

1. 回忆一下你感到安全、稳定、强大、自信或者掌控一切的时刻。如果有其他能让你感到安心和开心的积极体验或记忆，你也可以相应地回忆它们。你也可以继续利用上一个练习中想起的那段记忆。这段记忆是关于什么的？记忆中发生了什么事情？你做了什么？你有什么样的感受？请静下心来沉浸在这段体验中。

2. 在你回忆这段记忆时，你可以闭上眼睛（如果你愿意的话），并缓缓地开始双侧轻拍，每次轻拍之间留出两到三秒的间隔。你可以用手轻轻地敲击自己的肩膀，或者把手放在大腿上，交替地轻拍大腿上方部位。你也可以用脚轻拍地面。

3. 在你轻拍和回忆的同时，想一个积极、平静或有益的表达，或者肯定语句。你可以在心中（或者轻声）缓慢地重复这个肯定语句几分钟。如果你觉得肯定语句对你没有帮助，你可以忽略这个步骤。

在你练习这种技巧时，你可能会开始更加强烈地感受到与这个记忆相关的情绪。有些人也表示，缓慢、轻柔的双侧运动让他们感到舒缓。这种运动富有节奏感，可以平静心情。

利用肯定语句调动资源的技巧

你可以利用这一技巧来更深入地接触和体验积极的情绪和记忆，这会让你在面对压力或不确定情况时更加坚强和自信。你可以把这一练习当作一种正念练习，每次持续五到十分钟，以达到最佳效果。如果你不习惯闭着眼睛做这个练习，

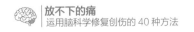
你也可以睁开眼睛，注视地板上的一个点。

技能 3：辨别安全之人（自上而下）

对于心理创伤者来说，人际关系以及与他人互动是一个常见的激惹因素。这是因为很多创伤都源于他人的背叛和伤害。人际伤害，例如虐待、忽视和背叛，会让你失去在他人面前感到安全和舒适的能力。这是可以理解的，因为你不想再重蹈覆辙。因此，很多心理创伤者在判断谁是安全或不安全的时候遇到困难。你如何知道一个人是否可能是安全的？是否有相应的信号可以进行判断？你能否相信自己的判断，尤其是当你过去曾经失误过的？经历了创伤之后，你可能觉得没有人是安全的，因为即使身处值得信任且安全的人身边，你的大脑也会发出危险信号。这会让你难以分辨真假警报。虽然无法百分之百地确定谁是安全的、谁不是，但这份简短的问卷可以帮助你识别和检验一些指标，判断一个人是否在身心上是安全的。

他们可能是安全的吗

当你想要针对你对一个人的评价做一个快速的"合理性检查"，判断他们是否可能安全的时候，你可以问自己以下问题。

你和这个人有没有共同的熟人？如果有，这会很有帮助，因为熟人可以为这个人"做证"。如果没有，你能不能找到其他人，了解其他人对这个人的印象？

_____

_____

　　你和这个人相处的情况如何？他有没有做过什么损害你信任的事情？你能举出例子吗？

_____

_____

　　你在这个人身边的时候感觉如何？你和他在一起的时候，是什么样的感受？我们不能总是依赖我们的"直觉反应"，但有时候可以，而且直觉反应也很重要。你在他身边的时候有什么感觉？

_____

_____

_____

　　你不在这个人身边的时候感觉如何？与你和他相处的时候相比，这种感觉是相似的还是不同的？有时候我们在一个人身边的时候感觉很好，但是在离开他之后，就会产生怀疑。这可能会让你的思绪失控，但是这些思绪可能并非真实地反映你和这个人的真实经历。有时候，你可能会发现你试图说服自己喜欢这个人，或者当你不和他在一起的时候，觉得他是安全的。但是，当你再次见到他的时候，你可能会察觉到有些不对劲。这也是需要考虑的。

_____

_____

_____

你对这个人有什么担心？有没有任何证据显示你的担心是基于他们做过或者可能做的事情？

_____

_____

_____

据你所知，这个人有没有暴力、虐待等方面的前科？有没有犯罪记录、被下过限制令，或者涉及法律纠纷？

_____

_____

_____

这个人谈论其他人时候的态度如何？他是否总是贬低别人？是否总是在出问题的时候把错归咎于别人？

_____

_____

_____

你对这个人处理冲突的能力有什么印象？你是否见过他发火，或者了解他们如何面对愤怒或失望的情况？

_____

_____

_____

这个人是否有稳定的友情或爱情？是否有亲密的人际关系？

_____

_____

你是否曾经拒绝过这个人，或者试图与其划定一个适当的界限？如果有，对方的反应如何？你是否因此感到难过或不自在？

_____

_____

_____

你觉得这个人值得信赖吗？他是否能够准时出现在约定的时间和地点？或者说，他是否言行一致？

_____

_____

这个人对你有信任感吗？你是否感受到他们愿意与你坦诚相待、敞开心扉？

_____

_____

_____

如何辨别安全之人的技巧

这份清单并非涵盖所有方面，但它可以帮助你初步评估一个人是否在身心上对你无害。你要分别检视你的每个答案，但也要综合考虑，因为当你从整体上观察时，可能会对这个人产生一个不同的整体认识。这样可以让你的"理性大脑"综合分析这些不同的因素，来判断这个人是否是你想要在生活中保持联系的安全之人。例如，你可能与这个人之间没有共同的熟人，这个情况不太理想。但是，你也许发现这个人很可信，他言行一致，对你开诚布公，也敢于向你展示自己的弱点，而且你没有理由怀疑他对其他人有过伤害。你也可能和他划定了一个界限，而对方也尊重了你的选择。另外，他也许经常提到与其他人之间的亲密关系，并且总体上对别人评价很高。综合考虑这些因素，其效果与单独看待每个因素略有不同。

技能 4：控制你能控制的事情（自上而下）

控制并不全是坏事。有时候，你可能会被告知，如果你想要控制某一情况的一部分，你就是一个"控制狂"。但是，在某些情况下，对情况的控制可以是合理的，也可以是可取的。任何一个父母都会告诉你，管理孩子就是这样。你需要自己判断什么程度的控制才是"过度"的，但如果你发现别人对你的行为有意见，或者它影响了你的人际关系或者你想要达到的目标，那么你可能需要重新考虑你的控制方式。下面的练习将帮助你了解在特定情况下，你能够控制什么，以及你愿意在多大程度上以合理的方式建立一种安全感和控制感。

请使用以下练习来评估你能够控制和应该控制的事情。

记录单：评估你能控制的事情

你想要对哪个情境施加控制？你期待发生什么结果？涉及哪些人？何时发生？

_____

_____

你对这个情境有什么担忧？具体来说，你害怕什么？什么地方让你觉得可能有危险？例如，也许危险发生在夜晚或者和陌生人在一起的时候。

_____

_____

根据你对上面问题的回答，是什么具体的因素或细节让这个情境有了潜在的危险性？请在下面的列表中打钩，并在空白行补充其他的因素。

- 我是一个人去的。

- 那里是城镇的危险区域。

- 我在那里没有熟人。

- 我曾经在类似的情境中遇到过危险。

- 我没有回家的交通方式。

- 如果有紧急情况，我可能无法及时逃离。

- _____

- _____
- _____

　　参考上文列出的因素，圈出你能够简单地消除或缓解的因素，这些因素是指你不用付出太多时间、精力、能量或其他资源就能处理的因素。对于每一个这样的因素，写下你打算如何消除或缓解它们。例如，如果情境中全是陌生人，你可以改变这一点，找一个熟人陪你一起去（假设这对你来说是个可选的方案）。

　　对于剩下的因素（你无法简单地缓解或消除的因素），请为每一个因素补充一条信息：这个因素会导致什么可怕的后果？例如，如果因素是"如果我去参加聚会，我会一个人去，而且我不能带别人同行"，那么可怕的后果可能是"我可能在聚会上遭到身体攻击"。

　　当你看到其中的一个因素时，你感觉有多不安全？请用1到100的分值给你认定的因素打一个"不安全分数"。

　　你已经确定了这些因素是无法消除或缓解的。也许你已经知道，如果你去参加聚会，你必须一个人去，而且你没有办法改变这一点，也许这让你感觉非常不安全（在1到100的分值范围内给出的不安全分数为50）。然而，当你意识到其中的可怕后果时，你可能有办法来最小化或缓解它们。在同样的例子中，假设有一个对你很重要的聚会，而且你必须一个人参加，如果你无法改变这些事情，你可以检查你害怕的后果，看看是否可以降低它们发生的可能性。所以，现在的问题变成了"我怎样才能防止我担心的可怕后果发生？"。在下文的练习中，请针对你为每个因素确定的后果，想出一些方法进行相应的安全风险管理。请在下面列出的内容后面打钩，并在空白行补充其他的想法。和之前一样，尽力找出一些合理、现实的步骤，来最小化风险。

- 我会避免和任何人单独进入一个私密的空间。
- 我会在离开时，找某人送我到我的车旁。
- 我会尽早离开聚会，不超过晚上 9 点。
- 我会时刻留意手中的饮料。
- 我会通知家人或朋友我的去向，或者开启手机的定位功能，让他们知道我在哪里。

- _____
- _____
- _____

回顾每一个因素，根据你确定的缓解策略，问问自己这些因素现在让你感觉有多不安全，给出相应的分数（1到 100）。它们有没有变化？你发现了什么？即使你的"不安全分数"可能不会对所有的因素都有所下降，但你可能会发现，你能够有效地应对一些因素，让整个情境对你来说更容易应付。例如，虽然你可能必须一个人参加聚会，而且也许在那里和一个朋友保持联系也不能让你感觉更安全，但当你告诉自己你会在一个适当的时间离开或者你会留意手中的饮料时，也许你会感到如释重负。虽然并非所有的因素，或者子因素，都是能够克服的，但当你能够应对其中的一些因素时，你可能会在总体上感觉稍微安全一些。

_____

_____

最后，在决定是否进入这个情境之前，你可能想要征求一下其他你信任之人的看法。一个人去参加聚会是不是你的同龄人当中的常见做法？何时会这样做？何时不会？在什么情况下会这样做？如果一个人在城市中犯罪高发区的昏暗停车场里逗留，这对于大多数人来说是一个比较安全的情境，还是普遍不推荐的做法？在完成了自身分析之后，你可以随时和别人交流意见。

_____

_____

控制你能控制的事情的技巧

当面临一种可能存在危险或者让你感到不安全的情境时，

你可以运用这种技巧。通过这个过程，你可以验证你的身体和杏仁核传递给你的信号（危险！危险！），或者你可能会发现，这些警报是由旧的创伤反应引起的，并非反映当前情境本身的危险程度。寻求外界的看法也可以帮助你更清楚地分辨这两者之间的区别。如果或者当你确认一个情境其实是相对安全的，并且对你是有价值的，那么下一步就是勇敢地去尝试。为了让你的大脑认识到某件事情并不危险，以及让你在那种情境下感到安心，你需要亲身去体验。只有通过与安全的人和情境重新建立联系，大脑才能意识到那些人和情境实际上是相对安全的。随着练习的增加，这个过程会变得更加容易。

暂停并反思

你已经读完了本章的内容，这意味着你可以利用这个机会，回顾一下当你感到安全和控制相关的问题给你的生活带来困扰时，哪些技能，无论是本章的还是其他章节提及的，可能对你有所帮助。这些技能中有些是自下而上的，着重于通过调节身体和呼吸来减轻杏仁核的激活。有些则强调认知机制，运用前额叶皮层，帮助你放慢速度，理性地思考哪些策略更适合保障你的安全。下面的记录表列出了你觉得有效或者想要在未来尝试的练习，可以帮助你梳理自己的想法。

应对安全和控制相关问题的技能

表 6-2 回顾了本章所述的技能，也可用于记录每项技能对你的效果如何。当你发现安全和控制相关问题给你的生活带来困扰时，选择一项适合相应情境的技能。第二列告诉了你最佳的练习时机。在第三列，记下你在接下来一周里何时以及如何尝试这项技能。然后，静下心来反思你的体验。如果你掌握了其他有益的技能或者技巧，可以把它们填写到表格的空白处。如果你需要更多空间，你可以打印更多的页面或者用日记的形式来反思你的经历。

表 6-2　应对安全和控制相关问题的技能练习

技能 / 技巧	最佳练习时机	何时练习这项技能（日期、时间、情境描述）	反思这段体验。这项技能有用吗？
激活身心的控制感	当我想要增强控制感的时候		
利用肯定语句调动资源	当我感到不安全或者担忧的时候		
如何辨别安全之人	当我想要判断是否可以和某人建立安全感的时候		

续表

技能 / 技巧	最佳练习时机	何时练习这项技能（日期、时间、情境描述）	反思这段体验。这项技能有用吗？
控制你能控制的事情	当我对于无法控制一个情境感到焦虑的时候		

第七章

信任的重建：
修复人际关系的裂痕

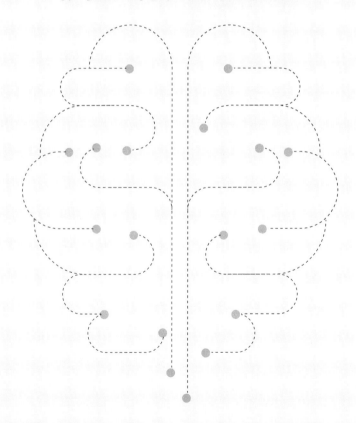

布莱恩曾在军队服役，2006 年从伊拉克回国后，就很难与人建立亲密或信任的关系。他说："在伊拉克，我不能信任任何人。虽然我的朋友们说他们会保护我，但我知道危险随时可能发生，没有人能够保护我。我经常目睹这样的场景，人们受伤或丧命，我们却无能为力。我那时就明白了，你唯一能依靠的人就是你自己。"

自从退伍后，布莱恩的家人和朋友都觉得他变了个人。他们最担心的是，他从一个性格外向、风趣的"派对灵魂人物"，变成了一个孤僻、好斗、不肯倾诉的人。当被追问这一点时，布莱恩承认他已经失去了大部分的朋友，他觉得自己不再相信任何人，也不知道如何和别人相处。虽然他还和家人保持着联系，但那也只是因为家人每个月给他打一次电话。然而，他拒绝参加大多数的家庭聚会。此外，他的感情生活也一团糟；他的妻子在 2008 年提出了离婚，从那以后他只有过几段短暂的恋爱，因为"和人亲近会让他焦虑"。因此，布莱恩经常"挑起争端"来结束自己的恋爱关系，这样他就不用忍受亲密关系带来的风险和不适。这让他感到孤独和沮丧。

反思自己的经历

在阅读了布莱恩的故事后，抽时间回想一下自己的经历。你可以选择反思并记录以下问题：

- 你有没有过和布莱恩类似的感受？比如觉得自己不能再和人亲近或者信任别人？这对你来说意味着什么？对你的关系又造成了什么影响？

- 你有没有在经历了可怕的事情后，被别人说你变了？别人注意到了你的什么变化？你对别人的说法有什么想法？

- 你有没有在经历背叛或者创伤性事件后，切断了和别人的联系，或者采取了一些措施来疏远你以前亲近的人？当你这样做的时候，感觉如何？是不是觉得更安全了？还是觉得孤独？或者你有时候对此漠不关心？

人际关系和信任问题如何影响你的生活

人际关系是生活的核心部分，对身心健康至关重要。在人际关系上长期遭遇困境，包括缺乏信任，会导致皮质醇（压力激素）升高、焦虑、抑郁、孤独，生活失去意义。在布莱恩的案例中，他破碎的人际关系，据说加剧了他的 PTSD 和抑郁症，让他感到生命毫无价值，感到孤单。

你的创伤经历是否改变了你与他人的关系？你是否觉得难以与人建立联系和信任？创伤后的人际关系困境是很常见的——你内心的敏感和压力，以及你过去可能遭受过的背叛，都让你无法像你期望的那样与人亲近。然而，你可以采取一些措施来改善你与他人的联系。请完成以下的自我评估，以便更好地了解创伤后的症状如何影响你的人际关系。

人际关系困境自我评估

阅读以下内容（表 7-1），并在 0 到 3 之间选择一个最合适的数字圈出，其中 0 表示"没有 / 从不"，1 表示"有一点 / 有时"，2 表示"中等程度 / 经常"，3 表示"很多 / 大部分时间"。自从经历了创伤之后，你是否对以下的陈述产生共鸣？

表 7-1　人际关系困境自我评估表

我对陌生人或新认识的人缺乏信任。	0 1 2 3
我对亲密的人和老友也不太信任。	0 1 2 3
我不太会交新朋友，或者我容易失去现有的人际关系。	0 1 2 3
我的恋爱关系总是起伏不定。	0 1 2 3
我总是找理由避免见面或聊天，即使对方是我喜欢或爱的人。	0 1 2 3
跟人亲近让我感到不安。	0 1 2 3

续表

我更喜欢在情感上保持距离的关系——那种不需要分享或谈论感受的关系。	0 1 2 3
我的人际关系经常出现冲突。	0 1 2 3
我跟别人相处不来。	0 1 2 3
我总是选择"不合适的人"来依恋。	0 1 2 3
生活中出现的人不能理解我的经历和困难。	0 1 2 3
我知道自己爱家人和朋友，但是却很难体会到爱的感觉。	0 1 2 3
我很少主动和我的亲友联系。	0 1 2 3
有时候我答应和亲密的人或朋友一起做些事情，但是却临时改变主意。	0 1 2 3
我会无视别人的联系。	0 1 2 3
我不愿意依赖别人。	0 1 2 3
人是靠不住的。	0 1 2 3
别人想跟我联系只是因为我能给他们带来好处或者帮助。	0 1 2 3
我喜欢在人际关系中占据主导地位。	0 1 2 3
如果我没有收到某人的消息，我会对他抱有负面的看法（例如，对方厌恶我）。	0 1 2 3
如果有机会，别人会对我不利。	0 1 2 3
我对别人心存疑虑。	0 1 2 3
即使是最亲密的家人和朋友也可能对我说谎。	0 1 2 3
总分	

　　将表 7-1 各项分值相加，填写在"总分"一栏。总分达到 24 分或以上，则表明你的人际关系存在严重的问题，你需要努力改善自己的人际关系和信任他人的能力，以便从中获益。

　　这一评估详述了创伤后人们最常面临的人际关系困境，尤其是当创伤事件涉及欺骗、背叛、恶意行为或伤害时。你可能很难与人建立和维持亲密的关系，也可能觉得很难或者根本不信任别人。对方甚至包括你的长期恋人、家人和密友。此外，你可能发现你的人际关系在创伤后变得更加紧张，有时候争吵会让你感到异常激动和失控。在布莱恩的例子中，频繁的冲突往往造成他与恋人分手并导致关系疏远，这是他排斥他人的主要方式。

　　使用以下练习来反思你的自我评估分数。

反思你的自我评估分数

　　你在自我评估中的得分是多少？这个结果是否出乎你的意料？请静下心来反思和消化你在自我评估中的收获。在反思自身经历的同时，你可以考虑以下问题。

　　你的分数比你预期的高还是低？

_____

_____

你的分数反映了你的人际关系以及你与他人相处的状况。你对此有何感想？

_____

_____

_____

评估是否涉及一些你之前没有意识到的问题？

_____

_____

_____

评估中是否有让你感到意外的问题？

_____

_____

_____

你认为这些症状如何多方面地影响你的生活？

_____

_____

_____

为什么经受创伤后往往会出现人际关系困难

虽然创伤对不同的人有不同的影响，但是如果你经历的创伤是由他人造成的伤害，那么你很可能会遇到人际关系的困境。例如，强奸、袭击、虐待、忽视、背叛等创伤可能会让你对人失去信任。你也可能很难以健康的方式与他人亲近并建立依恋。有时候你可能会故意选择不可靠的伴侣，以此来回避亲密（"如果我知道他是不诚实的，我就不会跟他太亲近，也可以继续保持情感上的距离……"）。有些时候，你可能会选择合适的伴侣或朋友，但是对亲密感到如此焦虑，以至于损害了这段关系。因此，在创伤后，你可能会陷入有害的人际关系，而回避有益的人际关系。

虽然这看起来不太合理，但其实是有道理的：当你曾经受到过他人的伤害，你就很难建立有爱的关系。就像大脑在创伤后会变得警惕和焦虑，以保护你的安全一样，它也会变得不信任人，并对依恋感到焦虑。这也是为了保护你的安全。从本质上说，大脑已经懂得了其他人可能是危险的、可能会伤害你，所以为了安全起见，最好避免与其他人过于亲密或依赖。记住，大脑的主要目标是保持你的安全和生存，不会考虑你是否快乐、是否与他人有联系。因此，为了拥有健康的人际关系，你必须学会（或重新学习）如何在人际关系环境中感到安全。这对布莱恩来说是一项巨大的挑战，因为他一再经历了人们有多么不堪信赖、有多么令人伤心。

以下内容概括了许多人的创伤经历，可以帮助你更好地理解创伤后人际关系出现问题的过程，尤其是那些由他人行为造成的创伤（不同于自然灾害或其他非人为事件）。

1. **创伤发生，杏仁核被激活。** 当你遭受创伤时，大脑中负责检测威胁的部分——杏仁核，就会被激活。这意味着有可怕的事情正在发生，并让你感到恐惧、失控和压抑。

2. **海马体记录这段创伤的记忆。** 在杏仁核被激活后，它会向大脑的其他部分发送信号，警告有危险和恐怖的事情正在发生。由于创伤事件令人非常痛苦，大脑的主要长期记忆中心——海马体，也会被立即激活，努力地记录这段记忆。因为大脑的主要目标是保证你的生存，所以整个大脑，特别是海马体，希望记住过去伤害过你的事件、人物等。如果你能记住那些几乎让你丧命的事情，你就可以在未来避开它们。因此，在创伤发生时，海马体努力地创建一段记忆，其中包含那些最为深刻的片段。这样当你在未来遇到类似情境时，大脑便会向你发送危险信号："快跑，快跑！过去这里曾是危险之地！"

3. **海马体以"激惹因素"的形式让你回想起创伤。** 当创伤事件结束后，海马体仍然会记录和巩固这一事件记忆。虽然创伤记忆的细节通常是模糊的碎片化内容，顺序混乱不堪，条理也不甚明显，但对于许多人来说，记忆的大致"要点"却被牢牢地刻在海马体中。这意味着，虽然你可能很难回忆起创伤事件的背景或细节，但你的大脑却紧紧地抓住了事件的经历、感受及其包含的一般元素。对于性侵犯事件，大脑可能不会将其编码为一个连贯、清晰的电影。相反，它可能保留了某些记忆碎片，并对事件的意义做出了坚定、非此即彼的结论。以下是这种编码的一个例子：

"我受到了伤害。男人都不可信。地毯是棕色的。台灯被打碎了。我听到一只狗在吠叫。我的胃里难受。腿上一阵剧痛。他骗了我。我的手机没电了。没人在家。我们一起上过物理课。我们单独在一起。永远不要相信男人。"

从这里可以看出，大脑并不会按照清晰、有序的方式编码记忆，而且编码时往往缺乏背景信息。"永远不要相信男人"这个结论可能并不理性，但这是这个人的大脑在经历创伤后认为最安全的策略。然而，在一个低风险、相对良性的环境中，（从最极端的角度来说）最安全的手段并不一定对你最为有益。当大脑以一种泛化的方式编码创伤记忆时，就像上文所述的，它会让你在每次接近或者遇到一个男人的时候觉得危险。"远离男人！""他们不安全！"等警报让男人成为你的激惹因素。因此，从那时起，你可能就很难与男人建立积极的人际关系了。

4. **杏仁核和海马体联手保护你的"安全"。**由于海马体对创伤的编码，其他人可能成为你的激惹因素，这时杏仁核就会出手，帮助强化激惹因素的情绪"冲击"，通常是为了让你远离它。具体来说，杏仁核会了解到，当海马体遇到一些让你想起创伤的东西时，即意味着危险，所以杏仁核就会被激活（记住，杏仁核是威胁检测中心）。所以，海马体可能会认为出现在你生活中的男人是危险的，因为男人以前伤害过你。当这种情况发生时，海马体就会被激活，并根据过去的经验警告你，这个男人可能是危险的。作为海马体邻居的杏仁核，在接收到这条信息后，会在大脑和身体中发出危险警报作为回应。在这种情况下，你可能会感到紧张、坐立不安和焦虑。然而，这里有一个狡猾的地方，那就是海马体和杏仁核通常不会明确地告诉你为什么会有这种感觉。换句话说，你的大脑很少会对你说"你对这个男人感到焦虑是因为你被另一个男人侵犯过"。相反，你的大脑可能只会告诉你"这个男人是危险的，不会给你带来任何好处。你需要逃跑。这感觉不对"。这意味着人们经常以一种不自觉的方式对创伤的微妙提示物做出反应。随着时间的推移，这可能会让心理创伤者难以相信自己的直觉。

5. **人际关系遭受破坏。**当大脑在经历人际关系创伤后以这种方式反应时，它会让你难以与他人建立健康、亲密的联系。当身体总是触发人际关系警报时，你怎么能享受其中呢？因此，你可能倾向于选择不健康的伴侣或者回避健康的人际关系。你也可能对朋友和家人缺乏信任，而更愿意孤立自己，以求让警报消失。虽然这在短期内可能让你感觉舒服，但随着时间的推移，它可能会引发（并加剧）一些心理健康问题，如PTSD、抑郁症和焦虑症。

现在你已经更好地理解了创伤发生后大脑内部的反应以及为什么人际关系会受到影响，你可以利用下面的练习来反思自己大脑的运作机制是如何让你与他人疏远或产生不信任感的。

你的人际关系困境

回答下列问题，反思你的人际关系困境。

我的大脑对人际关系的一般看法是：

_____

_____

_____

我的大脑告诉我，如果我相信别人，会发生什么：

_____

_____

_____

我的大脑告诉我，如果我开始与某人亲近，会发生什么：

_____

_____

_____

在大脑的指令下，我会以何种方式拒绝别人：

_____

_____

_____

我的人际关系"警报"往往会响起的例子：

_____

_____

_____

当我的大脑发出"警报"时，我想要如何回应我的大脑（请勾选最符合你的感受的回应）：

- 谢谢你保护我，大脑，但我觉得我们在这种情况下没事。

- 感谢你的努力，大脑。但现在这些警报对我没有任何帮助。

- 我理解你为什么会这样做，大脑，但现在我不想这样回应。

- 大脑，我听到了你发出的警报，但我现在不会按照它们行动。

- _____

- _____

当你思考如何应对大脑的指令时，你可以以一种温柔、怜悯的方式做出回应。对自己苛刻或进行自我批评会激活大脑中的威胁检测中心——杏仁核，让你感觉更加糟糕。我采用如下温柔、怜悯的方式对待自己：

_____

_____

_____

心理治疗师在沟通时可能用到的术语

如果你和布莱恩有着类似的经历，心理治疗师可能会在你们的对话或治疗记录中使用以下术语：

认知僵化。这是指你对事件的思考方式，以及你对自己、他人和世界的看法。如果你有认知僵化，就意味着你往往用极端的方式看待事物，而且难以接受不同的观点或角度。例如，你可能会认为"没有人值得信任"，并且拒绝承认信任是一个有层次和范围的概念。相反，你只能用"全有或全无"的方式来判断别人是否值得信任：要么完全信任他们，要么完全不信任他们。

认知和情绪症状的负面变化。这是 DSM-5 中 PTSD 的一个症状类别，反映了 PTSD 患者在情绪和思维方面的变化。这些症状包括：经历创伤后产生强烈的内疚或自责感，对自己或他人持有消极或"全有或全无"的看法或信念，难以感受到正向的情感，以及与亲近的人和曾经喜爱的活动渐行渐远。

情感异化。这是一种创伤后常见的心理现象，指的是心理创伤者与他人，包括重要的亲密关系伙伴，产生了隔阂。这种"异化"可能体现为你不回电话或短信、爽约或缺席重要的活动，或者即使出场却也心不在焉。身边的人可能感觉你对人际关系失去了兴趣，你可能表现得冷淡或情感麻木。即使是多年来亲密无间的人际关系，也可能一夜之间变得疏远和冷漠。

你的大脑需要什么？

人们普遍认为人际关系是生存的关键，这是一件好事，因为这说明你的大脑天生就渴望与他人建立联系。这是一个重要的前提，要记住：你的大脑最终希望你与其他人保持亲密关系。为了在人际关系中重新找回安全和舒适感，并重建信任，你的大脑需要学习以下几点。

1. 自下而上的技巧旨在降低大脑"烟雾探测器"（杏仁核）的活跃度。这些技巧可以帮助你学习如何在大脑向你发出错误信号，让你误以为他人属于危险人物时，减轻压力，缓和反应。

2. 自上而下的技巧旨在唤起大脑的记忆存储单元（海马体）。这些认知技巧可以帮助你进行理性思考，并调整你在创伤后对他人形成的看法和观念。

3. 行为技巧旨在让海马体和杏仁核重新认识到（某些）人际关系并不危险。这些技巧鼓励你以一种有条理且节制的方式逐步恢复人际关系，帮助你的大脑重新适应亲密和有爱的关系。

下一节将详细介绍四种自下而上的技巧、自上而下的技巧和行为技巧，这些方法可以帮助你学习如何安全地建立和改善你的人际关系质量。另外，第一章所述的技巧主要关注如何降低杏仁核的活跃度从而缓解焦虑感，也可能有益于人际关系的改善。当你能够降低杏仁核的活跃度，并让海马体认识到并非所有的人际关系都有危险时，你就可以重新学习如何享受与他人的亲密关系。

应对挑战的技能

在本节中，你将学习四种技能，以克服这一挑战：建立一个你在信任和不信任情绪下体验的身体症状档案，以便在这些情绪出现时更容易识别和调节；学习通过客观地而非情绪化地方式解读情境，来扩展你对人和事件的直觉看法；学习接受人际关系的复杂性，摆脱创伤可能向你施加的非黑即白、全有或全无的极端思维，以正确的方式看待你的人际关系，并在这些关系中建立信任；实施行为上的改变，在自己重视的人际关系中减少焦虑感、增加信任感，使自己更加受益。

技能 1：建立信任感和不信任感状态下的身体档案（自下而上）

信任和不信任的体验主要源自身心两方面，它们并不总是基于逻辑。虽然认知（基于思想）技巧可以提高建立健康的人际关系和信任关系的能力，但就其促进行为改变这一点而言，思想本身通常不能说服一个人信任他人。相反，信任和不信任是我们的一种体验，通常基于过去的经历，是一种身体上的感受。在这个练习中，你将建立信任感和不信任感状态下的身体档案，以更好地理解你在试图接近某人时可能感受到的不适感（改编自斯威顿，2019）。如果你能够及时识别和应对不适感，你就可以学习如何控制它们，并减轻亲密关系带来的压力。

建立身体信任感档案

按照指示使用记录单来填写你的信任感档案。

1. 回忆一段充满信任感的经历。在你的过去，一定有过让你信任的人，或许是在你的童年时期，也许是你的亲人、老师或朋友。如果你从未信任过任何人，那么你可以换一个词，想一想让你感到舒适的人。闭上眼睛，集中注意力在这个人身上，努力在心中描绘出他的形象。对方长什么样？声音听起来如何？对方的何种言行让你感到信任或安心？请静下心来，花些时间回忆与这个人的点点滴滴。

2. **感受信任的情绪。** 在脑海中想象这个人，体会信任在你身体里带来的感受。用心感知你的全身，留意你最初察觉到的任何感觉，比如温暖或放松。在这里静静地停留一分钟，专注于所有身体感受。

3. **特别关注体表的感受。** 当你回想起这个值得信赖的人时，自问以下问题：

   a. "当这个人浮现在我的脑海中，我是否能察觉到体表感受到的压力？"从脚部开始，逐渐向上检查，留意身体上有无压力的地方。例如，如果你正坐着，你可能会感到腿部和臀部受到了压迫。

   b. "当这个人浮现在我的脑海中，我是否能察觉到体表有其他的感觉？"外部的感觉可能包括麻刺、发痒或其他种类的体验。

   c. "当这个人浮现在我的脑海中，我是否能察觉到身体的温度变化？"从脚部开始，逐渐向上检查，留意身体各个部位的温度，并比较它们之间的差异（例如，脚部可能比胃部要凉一些）。

4. **关注身体内部的感受和体验。** 当你回想起这个值得信赖的人时，自问以下问题：

a. "当这个人浮现在我的脑海中，我是否能感觉到身
体内部的变化？" 身体内部的变化可能包括胃里咕
噜作响、头部的搏动感、"紧张、焦虑、兴奋" 等。

b. "当这个人浮现在我的脑海中，我是否能感觉到身
体内部的温度？" 为了感知内部的温度，你可以试
着把注意力放在你的腹部和四肢，感受这些部位，
并留意它们是否有温暖的感觉。

c. "当这个人浮现在我的脑海中，我是否能察觉到我
的肌肉有放松或紧张的情况？" 身体的某些部位容
易紧张，比如颈部、背部和下巴。然而，当感到放
松和快乐时，某些部位可能会感到特别放松，比如
手臂、腿部、面部和腹部区域。

5. **记录信任的感受。** 睁开眼睛，继续回想这个人，留意
与信任（或舒适）相关的感受。当你仍然体验到上述
感觉时，把它们写在下面的记录单上，注明你在身
体的哪个部位感觉到它们。你可以把这个档案作为
一个工具，通过回忆这个人／这段记忆，帮助你在
压力下恢复平静，同时也提醒你信任并不总是令人
恐惧的。

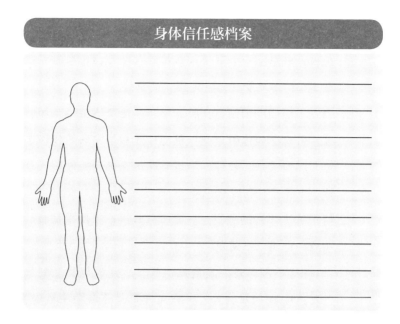

建立身体不信任感档案

按照指示使用记录单来填写你的不信任感档案。

1. **回忆一段充满不信任感的经历。** 回想一次你感觉到背叛或者无法再相信一个人的时刻（但不是创伤）。闭上眼睛，想象这个场景和这个人的样子。试着回忆这个人的外貌、声音，以及对方的行为。请静下心来，花些时间回忆与这个人的点点滴滴。如果这个人或者这段记忆与创伤事件有关，那么采取一种不同的方法。不要想象实际发生的事件和人物，而是想象事件发生后的某个时刻，你思考或者谈论这个人的情景。也就是说，你不是直接想象创伤，而是想象你在事后对这个人的思考或者评价。如果你没有这样的记忆，在脑海中想象一个不值得信赖的人即可，想象对方独自一人，不要受任何特定记忆的束缚。

2. **感受不信任的情绪。**在脑海中想象这个不值得信赖的人。用心感知你的全身，留意你最初察觉到的任何感觉，比如紧张、颤抖或不适。在这里静静地停留一分钟，专注于任何身体感受。

3. **特别关注体表的感受。**当你回想起这个不值得信赖的人时，自问以下问题：

   a."当这个人浮现在我的脑海中，我是否能察觉到体表感受到的压力？"从脚部开始，逐渐向上检查，留意身体上有无压力的地方。

   b."当这个人浮现在我的脑海中，我是否能察觉到体表有其他的感觉？"外部的感觉可能包括麻刺、发痒或其他种类的体验。

   c."当这个人浮现在我的脑海中，我是否能察觉到身体的温度变化？"从脚部开始，逐渐向上检查，留意身体各个部位的温度，并比较它们之间的差异（例如，头部可能感觉温暖或发热）。

4. **关注身体内部的感受和体验。**当你回想起这个不值得信赖的人时，自问以下问题：

   a."当这个人浮现在我的脑海中，我是否能感觉到身体内部的变化？"身体内部的变化可能包括头晕、心跳加速或呼吸短促。

b."当这个人浮现在我的脑海中，我是否能感觉到身体内部的温度？"为了感知内部的温度，你可以试着把注意力放在你的头部、腹部和四肢，感受这些部位，并留意温度的变化。

c."当这个人浮现在我的脑海中，我是否能察觉到我的肌肉有紧张的情况？"身体的某些部位容易紧张，比如颈部、背部和下巴。

5. 记录不信任的感受。睁开眼睛，继续回想这个人，留意与不信任相关的感受。当你仍然体验到上述感觉时，把它们写在下面的记录单上，注明你在身体的哪个部位感觉到它们。在记录的过程中，有意识地在心里把这些感受与不信任的体验联系起来。

身体不信任感档案

建立信任感和不信任感状态下的身体档案的技巧

下次你在社交场合或者和朋友、伴侣、家人在一起的时候，有意识地观察自己是否受到"激惹"，即感受到一种或多种不信任的感觉。在社交情境中，如果你的身体反应吻合了不信任档案所述的一些特征，你可能会在这些情况下感到不安。这可能导致你退缩、疏远别人、挑起争端，或者在压力下做出其他的破坏性行为。

然而，如果你能够及时察觉到这些身体上的变化，你可能就能够把注意力转向内部，专注于直接应对这些感觉，而不是让你无意识的反应妨碍自己和他人保持联系。例如，如果你在约会时感到头脑发热、呼吸短促、肩膀紧张，你就能够对自己说："这就是不信任的感觉。因为我还不确定这个人是否不值得信赖，这些反应可能是基于我过去的创伤，我可以表示理解。但是我现在不会被这些感觉左右。"然后，你可以稍微集中注意力，深呼吸一会儿，或者简单地暂时离开一下，利用减轻焦虑的技巧来恢复平静、调整情绪（请参考第一章），而不是逃离约会。

注意并处理与不信任相关的感觉，不要表现出这些感受或认为这些感受意味着对方不值得信任，这是"处理感情包袱"的一种健康方式。俗话说，有包袱没关系，只要贴上标签。虽然有时这些感受确实可能是一种危险信号，或者通过直觉告诉你对方是危险之人，但事实也不一定总是如此。特别是，如果你和从未背叛过你的朋友和家人，或者在安全环境下与新认识的人来往时也会产生这些感受，而这些人并没有对你造成伤害，那么这些危险信号可能不准确或者毫无用处，反而可能导致创伤的重演，让你在没有真正危险的情况下受到"激惹"。这反过来又会阻碍你和安全、值得信赖（或相对值得信赖）的人建立亲密而充实的关系。

技能 2：拓展你的视角（自上而下）

拓展你的视角（斯威顿，2019）是一种自上而下的认知技巧，它利用除了最显而易见的信息之外的其他信息，教导你改变对其他人和事件的看法，从而帮助你减轻感受到的痛苦。这些信息包括关于特定人或事件的事实（在场人员、发生时间等），以及相关的推测或观点。有时候在创伤之后，人们会产生非黑即白的极端思维，认为在这个糟糕的世界中，没有人值得信任。然而，真相通常是介于两者之间的，下面的练习可以帮助你在信任等话题上采取一个更为平衡的立场。

使用以下记录单帮助扩展你的人际关系视角。

拓展你的视角

描述一件最近发生的涉及其他人的烦心事。尽量详细地写出事件的事实，包括事件的经过、当事人、地点和时间。现在不要分析或猜测事件的原因，只写出事实即可。

事实:

_____

_____

_____

　　然后写下你的看法，说明你认为事件发生的原因，以及你对事件原因和意义的理解。这只是你的个人观点，可能并不完全准确。

　　发生的原因:

_____

_____

_____

　　找出除了你之外，这一事件的"主要人物"。你认为谁是导致事件发生的主要人物？请在下面列出他们的名字。

　　主要人物:

_____

_____

_____

　　现在，请回顾你在上文写下的关于事件事实的内容以及你对事件的理解。当你这样思考事件，以及涉及的主要人物时，你有什么感受？事件发生时，你的感受如何？

我的感受：

_____

_____

_____

_____

将这一事件记在心中，设想你是事件的主要人物（或者其中一个主要人物）。暂时扮演那个人物，从第三人称的角度，试着分析主要人物为什么会那样做。列出至少五条解释主要人物行为的原因，这些原因不是对主要人物的诋毁，或者暗示其对别人（包括你）有恶意。这些原因不是关于事实的描述，而是从中立或正面的视角对其他人行为动机的推测。在每条原因旁边，用百分比（0到100%）数值标明你对它作为可能原因的"认可程度"。如果你不相信这些解释是真实可信的，也没关系，但请给每条解释一个"可信度百分比"。

替代解释：

_____

_____

_____

_____

设想一下，主要人物其实是受到你刚刚在第 5 步列出的一件或多件事情的影响（中立或正面的解释）。现在，从一种更开阔的视角了解到额外的信息之后，你的感受如何？当你想象对方的动机不是那么负面时，这个人是否更值得信任？

我的感受：

_____

_____

_____

列出主要人物行为的动机，可信度需在 30% 或以上，包括你最初做出的负面解读和任何中立或正面的解读。回顾第 5 步，记住可信度 30% 或以上的解释。从整体上阅读这些解释时，注意它们是否影响了你对事件的总体认知，或者至少扩展了你的视角。即使是负面的解释也有 80% 的可能性是真实可信的，但如果你同时认识到你也有 35% 的信心认为中立解释也是正确的，这将有助于减轻你的痛苦感。通常情况下，人们的行为受到多个因素的影响，而并非单一因素。此外，并非所有的动机因素都是完全负面的。

列出所有合理的解释：

_____

_____

_____

扩展你的视角的技巧

我们需要考虑到，并非所有的动机都是负面的，这一点十分重要，因为我们对事情发生原因的解释决定了我们对它们的情感反应，以及对他人信任或不信任的程度。事件本身并不会"使"我们感到好或坏；相反，我们的思考方式令我们产生了痛苦或满足感。这种认知再评估练习扩展了你的眼界，让你能够从他人的角度去思考，想象他人的行为是否可能具有合理性。这样做的目的不是为了宽恕这种行为，而是为了减轻它对我们造成的困扰，培养我们对他人的信任能力（哪怕只是一丁点）。相信那些有着正面甚至中立动机的人要比相信有着100%恶意的人容易得多。请记住，认知再评估仅仅是基于推测，而所有的解释本来就是你的猜测，你很难了解事件或情况的全部真相。人们很少完全值得信任或不值得信任，通常介于这两个状态之间，具体取决于不同的情境。

技能3：在复杂的人际关系中寻找信任（自上而下）

创伤经历会让人们对信任产生一种非黑即白的认识，觉得别人要么完全可靠，要么一点也不可靠。在这样的信任观下，一丁点的疑虑或失误就会把别人打入"不可信"的冷宫。这样做并不明智，因为它会削弱与他人之间的联系，而人际关系中难免会出现一些差错。如果你对信任的定义过于死板，可能会筑起一道墙，让你孤立无援，无法与他人建立亲密关系。如果你有这样的困扰，你或许可以重新思考信任的含义和层次。你可能无法在某个方面或某件事上信任一个人，但你也许可以在其他方面或其他事情上信任他们。以下是一些可能影响信任的不同领域或方面，内容并不全面。你会发现，在某个领域可信的人，并不一定在其他领域也同样可信，反之亦然。

- 生死信任（或者信任这个人不会置你于死地）。

- 身体信任（或者信任这个人不会对你施加暴力）。

- 情感信任（或者信任这个人不会利用你的软肋来故意伤害你的感情）。

- 财务信任（或者信任你可以借钱给这个人并且对方会还款，或者愿意委托这个人来管理你的财务）。

- 伴侣忠诚信任（例如，信任你的爱人不会背叛你）。

- 忠诚信任（例如，信任朋友会站在你这边，不会在背后说你的闲话）。

- 对可靠性的信任（例如，信任他们会履行他们的约定，或者会及时回复你的电话）。

- 对情绪稳定的信任（例如，信任这个人能够管理自己的情绪，保持情绪的平衡，即使不开心也能礼貌相待）。

- 对诚实的信任（例如，信任这个人会对自己的想法、行为等方面坦诚）。

- 对信守承诺的信任（例如，信任他们会兑现做出的承诺）。

在复杂的人际关系中寻找信任的技巧

在审视上文的各条项目时，你可能会回想起许多人，例如，在生活中的某些方面让你无法信任，或者特别值得信赖的人。这是一种很普遍的体验，也是一种很正常的现象；很少有人总是可信或总是不可信。重点在于，你建立和维持的人际关系需要满足你最重视的信任领域的需求。当然，对于婚姻等某些类型的人际关系，其对信任的要求会比泛泛之交要高得多——所以，在你思考自己的创伤经历如何影响你现在对他人的信任能力时，也要抱有合理的期望。

此外，在审视上文的各条项目时，你可以思考一下你在不同的领域是否可信，以及你自己的信任度是否会随着人际关系而变化。如果你表现出可信的态度，你就更容易遇到其他可信的人，虽然有时候要真正了解一个人在不同领域的信任水平需要花些时间。

技能 4：信任的暴露疗法（行为）

本章前文所述的技能旨在帮助你理解自己对信任和不信任的身体反应，重新认识信任为更微妙和多元的概念，以及思考对他人行为的评判如何引发不信任的情绪。这些技能，配合缓解焦虑的技巧，可能适合你独自练习。

然而，既然依恋关系的破裂、创伤和背叛都是在与他人的互动中产生的，那么治愈也是在与他人的互动中进行的。有些人以为他们需要远离他人，直到他们能够"自我修复"

和"康复"，但这样做往往收效甚微。因此，为了改善人际关系而自我练习的技能有一定的作用，或许可以帮助你学习如何认识和控制焦虑情绪，或者审视和转变不合理或极端的思维模式。但是，这些技巧只是为真正的工作做准备，而真正的工作是重新融入社会，投入自己的人际关系，即使在受到激惹的时候也需要运用这些技巧。换言之，你必须勇于建立人际关系，才能学会如何建立人际关系。

你可以把重新融入自己的人际关系看作一种"暴露疗法"，这意味着你有意识地去做一些让你感到不安和焦虑的事情，勇敢面对你的恐惧，从而克服它。随着时间的流逝，当你继续重新参与人际关系时，你逐渐在其中感到更加轻松。如果不去练习，你的不适感是不会消失的。然而，暴露疗法的一个重要技巧在于分级接近你所恐惧的情境，也就是说你需要逐步地让自己与他人亲近。

例如，你可以先从信任自己身边的人一些微不足道的信息或请求开始。所以，不要在第一次约会时就把你的生平经历都倒给对方，而是看看你能否在一些小事上信任他们，比如他们答应了会在约会后给你打电话，他们是否真的会兑现。虽然你可以轻易断定某人不可信，但是试着承受一下当你第一次见到某人时产生的不快感，观察他们在几个小时、几天或者几周内的表现，再做出一个明确的判断（除非他们做了一些明显不可信的事情，比如爽约）。逐步地建立信任会降低你过快、过多地给予信任而可能感到的压力，但也可能让你感到足够的不安，从而有所进步。

以下是一些你可以给予他人一些微小信任的方法，用于检验自己是否能够与对方发展更亲密的关系。这些小的信任示意可以适用于你在生活中新认识的人，或者是过去辜负过你信任的人（如果你想重建与他们的信任），以及那些从未辜负过你的信任，但你因为自身经历的创伤而难以信任对方的人。

- 给这个人打个电话，看看对方是否会回复你。

- 约这个人见面，看看对方是否会按时到达（或者，如果对方迟到超过十分钟，注意对方是否主动告知你这件事情）。

- 向这个人透露一些关于你自己的个人（但不重要的）信息，看看这个人如何反应。然后，过一段时间，看看对方是否把你透露的信息泄露给了其他人，或者对方是否会在生气时用这件事来攻击你。你可能不会立刻知道这一点，但你可能能够在很长一段时间内判断对方有多忠诚。

- 留意这个人谈论其他人的态度。对方在和你谈论其他人时是否出卖了别人？如果对方愿意说别人的坏话，而别人又不知情，对方也可能会这样对你。

- 观察对方如何处理冲突，以及对方在生气时是否仍然礼貌相待、言行一致、值得信赖。

- 向这个人求一个小忙，看看对方是否愿意答应并做到。

- 向这个人询问他们自己的弱点、缺点和错误，看看对方是否坦承和诚实。
- 随着时间的推移，注意这个人的言行是否一致。

信任的暴露疗法的技巧

如你所见，这些建议都需要时间消化。这就是为什么我们最好逐步地建立信任，而且需要把其他人催促你快速信任的行为视为一个危险信号。经历过创伤后，你可能需要按照自己的节奏，逐步地建立信任。只要你在前进，你就在进步；没有必要急于求成。缓慢地、逐渐地建立信任，会让你渐渐适应与不信任相关的不适感觉、想法和情绪。这最终会帮助你开始享受信任和与他人亲近的感受。

暂停并反思

现在你已经读完了本章内容，请暂停并反思你所学到的内容和你觉得有用的技能。如果你觉得你的人际关系有压力，存在不满意或冷淡的地方，记住这是怎么造成的，以及你能如何改善这一情况。下面的记录表列出了你觉得有效或者想要在未来尝试的练习，可以帮助你梳理自己的想法。这些练习可以是本书教授的技能，也可以是你从其他地方学到的技能。

应对人际关系困境的技能

表 7-2 回顾了本章所述的技能，也可用于记录每项技能对你的效果如何。当你感到人际关系困境给你的生活带来负面影响时，选择一项适合相应情境的技能。第二列告诉了你最佳的练习时机。在第三列，记下你在接下来一周里何时以及如何尝试这项技能。然后，静下心来反思你的体验。如果你掌握了其他有益的技能或者技巧，可以把它们填写到表格的空白处。如果你需要更多空间，你可以打印更多的页面或者用日记的形式来反思你的经历。

表 7-2　应对人际关系困境的技能练习

技能 / 技巧	最佳练习时机	何时练习这项技能（日期、时间、情境描述）	反思这段体验。这项技能有用吗?
建立信任感和不信任感状态下的身体档案	当我想要回顾信任和不信任给我带来的身体感受时		
拓展你的视角	当我有意愿去调整我的思维方式时		
在复杂的人际关系中寻找信任	当我有意愿去调整我的思维方式时		

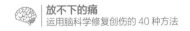
续表

技能 / 技巧	最佳练习时机	何时练习这项技能（日期、时间、情境描述）	反思这段体验。这项技能有用吗?
信任的暴露疗法	当我感到焦虑并想要解决不信任的情绪时		

第八章

找回自我：
自我疏离与广场恐惧症的疗愈之旅

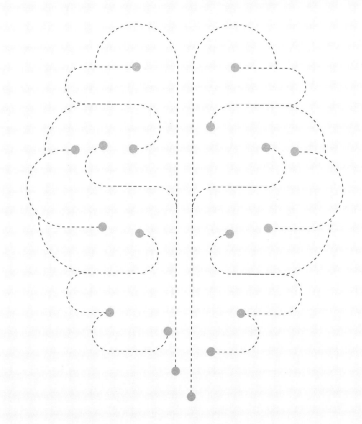

📌

　　45 岁的苏珊在一起交通事故中失去了丈夫，她悲痛欲绝。起初，她因为难以承受的悲痛而不肯踏出家门。渐渐地，她发现自己害怕一个人外出，担心自己也会遭遇不测。这种恐惧感越来越强烈。如今，她就算有姐姐相伴，也很难走出家门。她感觉到了生活的压迫感，渴望恢复过去的自由。

反思自己的经历

　　在阅读了苏珊的故事后，抽时间回想一下自己的经历，你可以选择反思并记录以下问题：

- 你是否曾经像苏珊一样，越来越畏惧外出？你是否发现自己随着时间的流逝而越来越孤立？你的孤立可能是由于受伤、生病或者疫情的原因，导致你在不必要的情况下仍然选择隔离自己。
- 在遭遇了非常压抑或创伤性的事件之后，有没有其他人对你说过你看起来不太有活力，或者他们跟你见面的次数比以前少了？或者有没有人告诉你，你和以前不一样了？
- 你是否感觉比以前更受束缚，似乎很难抽身并投入你以前喜欢的活动中？你是否发现，曾经轻而易举就可做到的事情如今变得困难？或者现在不再前往以前常去的地方？

自我疏离和广场恐惧症如何影响你的生活

广场恐惧症，即对可能引发剧烈焦虑或恐慌的地方或情境的恐惧，会对你的生活造成巨大的影响。即使离开家时的焦虑并不严重，你仍然可以在室外进行一些活动，但是自我疏离的倾向会严重打乱日常生活。对于许多心理创伤者来说，自我疏离和广场恐惧症是在经历了创伤性事件之后形成的。通常情况下，心理创伤者会避免那些让他们回忆起创伤事件的情境或地方。例如，一个经历了恐怖车祸的人可能会避免开车或坐车。一个遭遇过枪击事件的心理创伤者可能会避免前往公共场所或拥挤的地方。然而有时候，创伤似乎与自我疏离和广场恐惧症无关，就像苏珊的例子一样。相反，在这些情况下，由于创伤和相关的情绪（如恐惧、悲伤等），人们已经习惯了待在家里自我隔离，从而可能导致了焦虑 / 广场恐惧症。换句话说，因为待在家里，待在自己的舒适区已经成为一种习惯，所以后来就很难重新走出家门，融入社会和集体。

以下简短的自我评估，系根据恐慌症和广场恐惧症量表 [班德洛（Bandelow），1995] 以及加州大学洛杉矶分校孤独量表［罗素（Russell）等，1978］改编而来，可快速判断你是否存在不健康程度的广场恐惧症或孤立感。

自我疏离和广场恐惧症自我评估

阅读以下内容（表 8-1），并在 0 到 3 之间选择一个最合适的数字圈出，其中 0 表示"没有 / 从不"，1 表示"有一点 / 有时"，2 表示"中等程度 / 经常"，3 表示"很多 / 大部分时间"。

表 8-1　自我疏离和广场恐惧症自我评估表

我很少和我的朋友和家人见面。	0 1 2 3
我发现自己的社交活动比以前减少了很多。	0 1 2 3
我感觉自己很内向。	0 1 2 3
我不在家的时候会感到焦虑。	0 1 2 3
我只有在绝对必要的情况下才会出门。	0 1 2 3
我感觉自己与外界隔绝了。	0 1 2 3
我和以前亲密的人失去了联系。	0 1 2 3
我担心在出门或前往某地的时候遭遇恐慌发作。	0 1 2 3
我担心在出门或前往某地的时候感到焦虑或不适。	0 1 2 3
我无法忍受在公共场所停留。	0 1 2 3
当我不得不出门的时候，我会尽快回家。	0 1 2 3
我感觉自己彻底孤独了。	0 1 2 3
没有人能体会我的感受。	0 1 2 3
如果我离开家，或者前往某地，我会出现身体上的反应，比如呼吸急促、发抖、心跳加速或肌肉紧张。	0 1 2 3

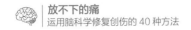
续表

有时候我对出门感到太焦虑了，就取消了自己的计划。	0 1 2 3
我因为焦虑而错过了一些重要的场合。	0 1 2 3
有时候我因为不愿意去购物而得不到我需要的东西。	0 1 2 3
公共或社交活动不再让我感到快乐。	0 1 2 3
当我不在家时，我感到不安全。	0 1 2 3
其他人说过我看起来很孤僻。	0 1 2 3
总分	

　　将表 8-1 各项分值相加，填写在"总分"一栏。总分达到 22 分或以上，则表明自我疏离和 / 或广场恐惧症对你的生活造成了严重的负面影响。

　　使用以下练习来反思你的自我评估分数。

反思你的自我评估分数

　　你在自我评估中的得分是多少？这个结果是否出乎你的意料？请静下心来反思和消化你在自我评估中的收获。在反思自身经历的同时，你可以考虑以下问题。

　　你的分数比你预期的高还是低？

_____

_____

_____

　　你的得分显示了你在经历创伤之后，生活发生了多大的改变？

――――――――――――――――――――――――

――――――――――――――――――――――――

――――――――――――――――――――――――

　　评估是否涉及一些你之前没有意识到的问题？

――――――――――――――――――――――――

――――――――――――――――――――――――

――――――――――――――――――――――――

　　如果你感到孤立或对外出前往某地感到焦虑，这是你想要改变的吗？列出相应的理由。

――――――――――――――――――――――――

――――――――――――――――――――――――

――――――――――――――――――――――――

为什么经受创伤后往往会出现自我疏离或广场恐惧症

　　当你思考创伤的影响有何含义时，你可能不会联想到自我疏离或广场恐惧症，因为人们对它们的讨论频率通常不及其他的一些症状，比如侵入性记忆或过度警觉。然而，对于因为广场恐惧症而寻求治疗的人来说，至少经历过一次创伤性事件是很普遍的。有时候，创伤似乎与自我疏离或广场恐惧症有直接的联系，就像那个在车祸后害怕开车的客户那样。在这种情况下，人们不愿意接触汽车是明显可以理解的：他们的大脑已深深铭记汽车的危险性。

但对于有些人来说，创伤和他们的自我疏离或广场恐惧症之间可能没有明显的联系。例如，你可能经历了龙卷风等自然灾害事件，然后发现自己渐渐变得孤立或者对离开家或前往公共场合感到焦虑。虽然龙卷风本身可能和你的孤立无关，但是人们在创伤后出现与创伤事件不相似的症状也并不罕见。对于一些人来说，他们可能逐渐对外出或离开家产生焦虑，而原因仅仅是他们已经习惯了待在家里。对他们来说，独自一人待在家中是他们的舒适区，而走出这个舒适区会让他们感到紧张。这种焦虑背后可能隐藏着对安全的担忧，就像苏珊的情况一样，或者担心外界的人不可信赖，或者担心某些意外情况发生后场面失去控制。

下文概述了一些人可能遭遇的情形以及相关症状的发展过程，可以帮助我们更好地理解创伤后自我疏离或广场恐惧症的形成机制。

1. **创伤发生，杏仁核被激活。**在遭受极度压力或创伤性的事件时，杏仁核会被激活，向大脑发出危险、威胁和潜在灾难性损失的信号。接着，杏仁核向大脑的其他部位传递危险信号，这些部位会向身体发出警告，让身体感知到正发生在自己身上（或威胁到自己）的恐怖事情。因此，当创伤发生时，它会在大脑和身体中引发震撼，就像苏珊得知她的丈夫在一场交通事故中丧生时所经历的那样。当这种情况发生时，身体会进入应激反应模式，做好战斗、逃跑或冻结的准备，而大脑的"思考区域"，即前额叶皮层，也会变得迟钝，使得理性思考变得困难。

2. **大脑中的"记忆中心"在编码记忆时遇到困难。** 海马体是大脑中的"记忆中心"，它会在创伤事件发生时立刻开始将其作为记忆进行编码。但是，由于皮质醇作为一种应激激素在创伤经历中充斥着海马体，这些事件往往会以一种特殊的方式被储存起来。这是因为皮质醇会削弱海马体有效编码记忆的能力。具体来说，皮质醇在这个脑区的存在会导致创伤记忆变得支离破碎和过度泛化（例如，在与蓝色卡车发生车祸后，你会对所有蓝色的车辆产生恐惧）。

3. **恐惧的过度泛化会导致自我疏离或广场恐惧症。** 当海马体以一种过度泛化的方式编码创伤记忆时，它会让你对一些实际上并不危险的事物、人物、情境或地点产生恐惧。例如，你可能会像苏珊一样产生一种担忧，认为"可能会发生什么坏事"或者觉得"这个世界很危险"。如果你开始相信这些泛化的陈述，它会让你难以参与日常生活，因为你会在突然间觉得任何

地方和任何人都不安全。这很快就会导致自我疏离或
广场恐惧症。

4. **当你外出或与他人交往时，杏仁核被激活。** 如果你认
为外出完成某些事情是不安全的，或者外人是不可
信的，这些想法也会激活杏仁核，释放更多的危险信
号。这样一来，你就相当于教会了你的杏仁核，在你
考虑外出或与他人交流的时候，向你传递恐惧和危险
的信号，这使得你难以完成相关的事情。而且你越是
回避这些事情，你对它们的焦虑就会随着时间的推
移而愈发强烈，自我疏离和广场恐惧症也会越来越
严重。

在经历了创伤性事件之后，你对安全以及对他人或对世
界的看法可能会发生变化。这些变化可能会影响你在与他人
交往中感到舒适或外出前往公共场所的能力。完成以下练习，
探索自从创伤发生后，你的一些想法或信念，特别是那些与
安全、信任或控制相关的，可能发生了怎样的变化。

你对安全、控制和信任的看法

自从经历了创伤之后，你是否发现你对安全的看法有
所改变？例如，你可能比过去更加关心安全问题，或者很
难相信自己是安全的。另外，一些原本感觉安全的地方或
情境，可能现在对你来说也不再安全。在经历创伤后，你

对安全的看法发生了什么变化?

_____

_____

　　有些人在经历了创伤之后，会变得担心自己失去控制，这可能与安全感有关。当你觉得自己没有能力保护自身安全时，你对安全的焦虑就会加剧。这可能导致你采取控制性行为，以及对自己无法控制的情境，例如拥挤的地方，产生恐惧。自从经历了创伤之后，你是否发现自己想要掌握一切，并且在缺乏控制的情况下感到焦虑? 这是一种什么样的感受? 它是否导致你回避那些不确定的情境?

_____

_____

　　如果创伤性事件是由他人造成的，它可能会削弱你对他人的信任。许多人在经历了创伤之后，都会面临信任危机，这是可以理解的，因为他们往往被他人的恶意或疏忽深深地伤害了。自从经历了创伤之后，你是否感觉自己难以信任他人? 这种感觉与你过去相比有什么不同? 你对他人的可靠性有什么看法? 这些想法如何影响你的自我疏离或广场恐惧症?

_____

_____

回答这些问题可能会帮助你了解一些原因，包括为什么你变得比以前更加孤僻、为什么你对出门这件事感到不安。如果你对安全、控制或信任的看法有所改变，那么当你遇到那些需要承受不确定性、放弃控制或展现信任的情境时，你的杏仁核可能会被激活。

心理治疗师在沟通时可能用到的术语

如果你和苏珊有着类似的经历，心理治疗师可能会在你们的对话或治疗记录中使用以下术语：

广场恐惧症。这是一种对离家、进入拥挤场所或可能造成困扰的地方产生强烈恐惧的症状。DSM-5 将其归类为一种焦虑症，它经常与恐慌症同时出现。在某些情况下，它可能与 PTSD 同时出现，被视为 PTSD 中反复回避行为和焦虑症状的结果。

焦虑。这是一个广义的描述词，可以涵盖特定的疾病，例如广场恐惧症或恐慌症，或者特定的焦虑症类别。同时，它也可用于描述一种情绪状态（"我感到焦虑"），即使没有得到正式的诊断。严重的焦虑，例如 PTSD 导致的焦虑，会导致回避行为，包括与他人疏离。

回避症状。回避是 PTSD 的关键症状之一，包括对内部和外部创伤提示物的回避。内部提示物涵盖了与创伤相关的思维和情感，例如恐惧和心跳加速等，而外部创伤提示物则包括让人联想到创伤经历的各种人物、场所和情境。如果你在经历创伤后发现自己回避前往特定的场所并且自我孤立，很可能是因为这些情境、场所或人物使你回想起创伤，或者勾起了你在创伤期间的情绪。此外，你的回避行为可能也源于创伤后形成的思维或信念，例如觉得任何地方都不安全，或者没有任何人值得信赖。

你的大脑需要什么

在经历创伤后，你的大脑往往会形成一种共识，即某些（甚至全部）人物、场所或情境都不安全，存在不确定性或者不值得信任。这会引发焦虑，并经常导致回避行为。然而，你有可能改变自己的大脑，学会重新与他人和各类场所建立联系。为了重新与你珍视的人物、场所和情境建立联系，你的大脑需要学习以下几点。

1. 自下而上的技巧旨在减少威胁检测中心（杏仁核）被

激活的频率。当杏仁核被激活时，它会向身体发送危险信号，并抑制大脑的思维中枢（前额叶皮层），导致你感到紧张，难以保持清晰的思维。当杏仁核的活跃度与社交互动或前往特定场所相关联时，你很可能会对参与其中感到焦虑，并且可能会完全回避这些事情。如果你的目标是减少焦虑和回避行为，那么减少杏仁核被激活的频率非常重要。你最好通过自下而上、以身体为导向的技巧来实现这一目标。

2. 自上而下的技巧旨在锻炼大脑的思维中枢（前额叶皮层），改善与自我疏离或广场恐惧症相关的焦虑思维。在练习这些自上而下的认知技巧时，你需要有意识地思考和努力，将其视作一种对前额叶皮层的锻炼，从而让你的思维更加清晰和合理。通过这样的锻炼，你可以更容易地控制和调节由杏仁核和海马体产生的恐惧感以及相应的回避行为。

3. 行为技巧旨在帮助记忆中心（海马体）重塑安全感、信任感以及对不确定性的忍受力。海马体负责编码创伤记忆，但它在保存记忆的同时往往会导致恐惧记忆的泛化。这可能使心理创伤者对并不真正危险的情境、人物或场所感到恐惧。基于暴露的行为技巧，例如心理创伤者逐步参与令其感到恐惧的活动或者前往令其感到恐惧的场所，能够取得不错的效果，让他们的大脑认识到这些情境（或人物等）是安全无害的。

下一节将详细介绍四种自下而上的技巧、自上而下的技巧和行为技巧，这些方法可以帮助你应对自我疏离和广场恐惧症。

应对挑战的技能

在本节中，你将学习四项技能，它们可以帮助你缓解焦虑，重新面对你所回避的情境、人物或场所。这些技能包括：创建一份身体恐惧感档案；运用想象暴露技巧，让你识别自己所恐惧的情境，并在心里模拟参与其中；运用相关技巧帮助你克服自己的回避行为、自我疏离和广场恐惧症。

技能 1：创建一份身体恐惧感档案（自下而上）

在这个练习中，你将创建一份对恐惧感（或一般不适感）的身体记录，想象你与自己回避的人物、场景或情境互动并记录自己的感受。通过这个练习，你将更好地理解导致你回避这种情境的身体感受和体验。第一，你需要明确恐惧以及相关的思维和情感。第二，你需要记录这种恐惧引发的身体感觉。请按照说明使用记录单记录自己的身体恐惧感反应。

1. 找出你一直在回避的事情。有什么人物、场所或情境，是你在经历了创伤事件之后就一直在回避的（部分或完全回避）？

2. 与你所回避的事情建立联系。试着在心里想象你正面对那个令你恐惧的情境，身处那个场所，或者和那个人在一起。你可以闭上眼睛进行这个练习。当你思考这个情境时，想象你最害怕的事情发生了。例如，你一直害怕使用电梯，担心被困在里面，那么想象你正在电梯里，电梯突然卡住了，你无法出去。在想象这件令你恐惧的事情时，你有什么感受？

3. **注意自己的情绪。** 当你继续想象你所回避的情境时，留意你的内心有什么情绪波动。当你想到这个回避的情境时，你是什么心情？

4. **观察自己的身体。** 现在，保持与这些想法相关的情绪，把注意力集中在你的身体上，观察这种情绪在身体上产生的各种感觉或反应。比如，你可能会发现，你的呼吸或心跳发生了变化。你也可能会感觉到温度变化（热或冷）或压力变化（沉重或轻松）。如果你愿意，可以审视自己的整个身体，了解当你感受到这种情绪时，身体的不同部位是如何做出反应的。以下是一些常见的身体感受，你可以在审视身体各个部位时进行自我询问：

a. **温度变化：** 不同部位感受到的冷热变化。

b. **压力变化：** 不同部位感受到的沉重感、轻松感或压迫感。

c. **质地变化：** 不同部位感受到的触感有所不同，比如软、硬、光滑或粗糙。

d. **运动变化：** 不同部位感受到的一种推动它们上下

移动（例如感觉胃在下沉）的能量。

5. 记录感受。使用下列记录单，记录你在体验这些想法和情绪时感受到的身体感觉。在记录单右侧的横线上写下自己的感觉，并用箭头指出有相应感觉的身体部位。

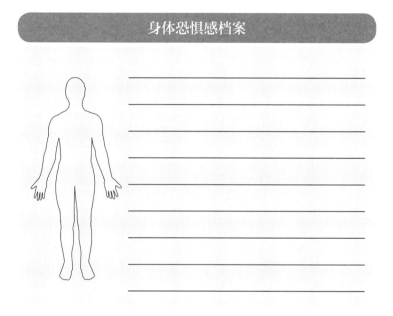

身体恐惧感档案

创建身体恐惧感档案的技巧

对于任何让你感到不安或妨碍你按照自己的意愿生活的恐惧，你都可以进行这一练习。因此，你可能需要重复这个练习多次。

当你能够建立起思想、情绪和身体感觉之间的联系时，你就可以理解为什么你会回避某些经历。虽然看起来你回避使用电梯是因为你害怕被困，但通常是令人不安的身体感觉，而不是想法本身，导致你回避那个情境。这是因为身体上的不适往往是你试图回避的核心体验。因此，了解并处理这些感觉可以帮助你从根本上解决回避行为。忍受和调节这些感觉会让你更有信心地面对自己恐惧的某些情境。

技能 2：利用双侧轻拍减轻不适（自下而上和自上而下）

有些类型的心理治疗会运用双侧运动（即在身体的左右两侧交替进行运动），比如眼球运动或双侧轻拍，帮助病人快速处理令人不适的记忆、想法或恐惧。虽然在想一些令人不适的事情时移动你的眼睛（或身体的其他部位）可能看起来很奇怪，但实践已经证明双侧运动可以帮助人们适应或习惯令人不适的想法。这可能是因为，如果你在专注于令人不适的事情的同时进行双侧运动，运动会稍微分散你对令人不适的想法的注意力，从而加快对这段令人不适的记忆的适应过程。因此，在想象暴露技巧（比如想象一个令你恐惧的情境）中加入双侧运动是一种简单快捷的手段，可以减轻你对恐惧情境的不适感。

1. 找出一个你回避的人物、场所或情境。如果你愿意，你可以使用你在"技能 1"中用过的同一个回避的情境，或者其他不同的情境。

2. 开始轻拍你的肩膀。用双手轻轻地交替轻拍你的肩膀，按照左肩、右肩、左肩、右肩……的顺序，你可以选择用同侧的手轻拍肩膀，或者交叉手臂轻拍另外一侧的肩膀。在这一过程中，加快你轻拍的速度，每次轻拍之间大约间隔半秒。在这个练习中，轻拍动作要快，这样才能帮助你稍微分散一下对那些令人不适的想法的注意力。在进行下一步之前，建立一个快速的轻拍节奏。

3. **与你所恐惧或回避的情境建立联系。**闭上眼睛，尽可能清晰地想象你所恐惧的情境。你最害怕发生什么事？想象你在这个情境中最为恐惧的事情成为现实。你身处何处？你在做什么？还有谁在场？发生了什么事？在你的脑海里演绎这个情境，就像它在现实中发生一样，同时继续轻拍你的肩膀。

4. **进行深呼吸。**在这里停留几分钟，轻拍肩膀并想象你所恐惧的情境，开始稍微放慢你的呼吸，延长吸气和呼气的时间。在保持呼吸、轻拍肩膀的同时想象这个情境大约五分钟。

利用双侧轻拍减轻不适的技巧

为了显著减轻对恐惧情境的敏感度，你需要多次练习这个技巧。尝试每天练习五到十分钟，持续大约两周。一旦你在想到一个回避的情境时没有感到强烈的不适，重新面对这种情境就会变得更加容易。虽然在进入该情境时你仍然可能会感到焦虑，但相比未尝试这种技巧时，这种焦虑可能会更容易被接受、更加柔和。

如果你在练习这一技巧时感到不堪重负，或者过于激动，那么请睁开双眼，休息几分钟，试着站起来走动一下，或者到外面呼吸一些新鲜空气。如果你不想完全与恐惧的情境脱离联系，你也可以睁开眼睛想象它，或者只是想象它的一部分，或者想象与它相关的一种体验（比如一张图片或一个时刻，而非你感到恐惧的完整情境），以此来稍微减轻它的影响。

技能 3：面对你的恐惧（自上而下的技巧和行为技巧）

在前两项技能中，你学习了如何想象一个你害怕、回避的情境、人物或场所，认识到你对它们的身体和情绪反应，并开始减轻你对恐惧的敏感度。这些都是非常有效的技能，可以帮助你克服自己的回避行为和广场恐惧症。然而，随着时间的推移，你可能会开始回避越来越多的情境。通常，这些情境有一些共同的特征。例如，它们都可能涉及拥挤的人群、狭小的空间或某种类型的人（比如，所有的男性或所有的女性）。这些情境并不会引起相同程度的焦虑；也许有些情境只会让你感到轻微的不适，而有些情境则会让你恐慌不已。

在本练习中，你需要思考并确认你所害怕的各种情境、场所或人物，然后将其列在恐惧等级表中。恐惧等级表参见"记录单：面对你的恐惧"，它可以确定你所害怕、回避的情境，并给每个情境标上一个数字，表示你在面临该情境时的焦虑水平。请看下面的例子，以便更清楚地了解这个方法。

记录单：面对你的恐惧（示例）

请按照从低到高的焦虑程度，把不同的情境列在恐惧等级表（表8-2）中右边的横线上。同时，请给每个情境打上一个1到100的分数，表示你对该情境的焦虑感受，其中1表示毫无焦虑，100表示极度焦虑。请将分数最低的情境放在表格底部，分数最高的情境放在表格顶部。

表8-2 恐惧等级示例

刻度	情境
90	高峰期驾车过桥（85）
80	
70	乘坐拥挤的电梯（68）
60	黑色星期五的时候逛商场抢购（60）
50	
40	在商店排长队（40）
30	乘坐空荡荡的电梯（27）
20	驾车上路（23）
10	钻进房屋下方的狭窄空间（10）

在这个例子中，回避情境都与狭窄的空间或难以逃脱的场景有关。这些情境让表格填写人感到束缚，所以他们选择尽量回避（或部分回避）。请注意，每个情境旁都标

明了一个分数，表示他们对该情境的焦虑程度。分数较低的情境位于表格底部，分数较高的情境位于表格顶部。

在填写自己的记录单时，请回想一下你在经历创伤后开始畏惧和回避的情境。有些情境你可能还能勉强应对，但心里会有不安或恐慌。也就是说，你不太可能完全回避自己列出的所有情境，尤其是那些分数较低的情境。

记录单：面对你的恐惧

请按照从低到高的焦虑程度，把不同的情境列在恐惧等级表（表 8-3）中右边的横线上。同时，请给每个情境打上一个 1 到 100 的分数，表示你对该情境的焦虑感受，其中 1 表示毫无焦虑，100 表示极度焦虑。请将分数最低的情境放在表格底部，分数最高的情境放在表格顶部。

现在你已经完成了"面对你的恐惧"记录单，下一步需要制订一个计划（应对恐惧的计划），让自己能够更多地参与到那些你列出来的情境中去。这可能会让你感到更加焦虑，但不必害怕。你只需要遵循一个总体的策略：从恐惧等级表中评分最低的情境开始，逐步克服它们，然后再挑战更高恐惧等级的情境。当然，如果你觉得自己需要专业的心理治疗师来帮助你面对那些极度恐惧或回避的情境，也没有问题。但我们相信，你也能够自己做出一些改变。

表 8-3　面对恐惧的焦虑程度自测

90

80

70

60

50

40

30

20

10

应对恐惧的计划

找出一个你感到痛苦程度在 10 到 20 之间的恐惧情境。你想要专注的情境是什么？

_____

_____

用这个恐惧情境来练习技巧 1 和技巧 2。例如，如果你把"在一个安静的周日早晨去商场"列为 20 分，就用这个情境来重复本章所述的技巧 1 和技巧 2（创建一份身体恐惧感档案、利用双侧轻拍减轻不适），设想自己在一个安静的周日早晨前往商场。反复练习这些技巧，可以帮助你更有信心面对实际生活中的这一情境。同时，记录一下你在进行这些想象练习时的感受。

_____

_____

_____

　　尽快安排一个时间，亲自去体验一下你恐惧的情境。虽然你已经对这个想法有所适应，但还是会有点不舒服。你计划什么时候开始行动呢？

_____

_____

　　前往你恐惧的情境。不要轻易离开，除非你的痛苦程度大幅降低（降低了 50%），或者你已经坚持了四十五分钟（这大概是你身心放松、焦虑自然消退所需的时间）。同时，也不要用其他事情来转移注意力。或许你想打个电话给朋友，或者闭上眼睛（如果情况允许），或者用其他方法来逃避自己的感受，但这些都是不可取的。（分散注意力的方法在一些想象暴露练习中，或者在特定时刻进行创伤处理时是有帮助的，但并不适用现实生活中的"实地"暴露练习。）

反思一下你的体验。你有什么感觉呢？是不是和你预想的一样？比想象中好一些还是差一些？下次再做这项活动时，你有什么想改进的地方吗？

_____

_____

_____

_____

安排一个时间再次尝试这项活动。只要你多多练习，就会感到越来越轻松。可能一开始你还需要多次"暴露"自己，才能适应这个恐惧情境，但慢慢地你就会发现，即使有点焦虑，也不再那么难受了，而且你也会更有信心。你打算什么时候再练习一次呢？请在下面记录你的安排。

_____

_____

面对恐惧的技巧

如果你想有所进步，就要勤加练习，只有这样，你的大脑才会发生改变。要想有效地应对和缓解与恐惧情境相关的焦虑，最好的办法就是按照本章的步骤，多次地面对这些情境。当然，有些恐惧情境，比如坐飞机，可能不是你能每天或者每周都练习的。但你同样能够找到一些日常生活中遇到

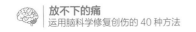
的回避情境，然后坚持练习。

技能 4：克服基于恐惧的思维（自上而下）

当你遇到一些和创伤经历相关联的情境时，你的身体会发出危险信号，让你产生自我疏离或广场恐惧症。这通常是无意识发生的，所以提高身体意识和采用行为暴露技巧成为很重要的手段。但随着时间推移，你的思维也会影响你的回避行为。例如，你可能会想，如果在高速公路上开车，你可能会被困住或者恐慌发作。或者你可能会觉得，待在人群中是不安全的。这些想法即使不合理或不真实，也会加重你的焦虑感。本技巧可以帮助你克服这些关于恐惧和回避情境的想法，让你更轻松地面对它们。请按照指示使用下面的记录单来检查自己基于恐惧的思维。

1. **命名恐惧**。回想一下你在技能 1 和技能 2（创建一份身体恐惧感档案、利用双侧轻拍减轻不适）中确定的令你恐惧的情境，或者你在"记录单：面对你的恐惧"中列出的任何情境。从恐惧等级表中较低级别的一个例子开始。在脑海中回想那个情境，问自己："在这个情境中，我最害怕发生什么？"这会帮助你明确你对那个情境的恐惧。你可能会觉得，那个情境令你感到不安全，你可能会遭遇不幸，或者其中有人不可靠，会伤害你。

2. **阐述这个情境对你的重要性**。你已经发现了你害怕的事情，也许你也在尽量避免它。现在问问自己："我为什么要努力克服这个问题呢？这个令人恐惧的情境对我有什么意义？"如果它对你毫无价值，你就不会有改变当前状况的欲望。例如，如果你一直回避去电影院，也许你能够陪伴自己的孩子一起去电影院享受电影，如果他们是电影爱好者的话。

3. **揭示潜在的价值**。对于重要的事情而言，通常有潜在的价值支撑着它。这些价值可能包括为他人服务、诚信、成功、家庭、信仰、财务幸福感、育儿、努力工作等。思考这个令你恐惧的情境为什么对你很重要，问问自己："这体现了我的哪些价值？如果我能面对这个令我恐惧的情境，我能达成什么价值？"在和孩子一起去电影院的例子中，你实现的价值可能在于全家人享受了一段美妙的亲密时光。

4. **设想成功**。你已经知道，你的心理会给你各种各样的借口，让你觉得一个令你恐惧的情境可能是危险的，你也可能预想过很多可能的悲剧性结局。但是，你有没有想过可能会有什么美好的事情发生？或者如果你能做到的话，你会有多么的成功？静下心来设想一下这个情境可能会有什么积极的结果、参与它可能会有什么收获，以及如果你能面对它，你会有什么样的感受。同时，也思考一下如果你能面对这个恐惧，会对别人有什么影响。在电影院的例子中，你可以想象一下当你带孩子们去看电影时，他们的反应如何。

5. **预演积极的结果。**在脑海中还保留着积极想法的时候，把这个情境的美好结局写成一个故事。为了做到这一点，想象你在进入这个情境之前，你希望自己有什么样的感受，然后想象自己参与这个情境，设想自己能有最好的体验。这一步很重要，因为你的大脑可能已经预演过这个情境的可怕结果，而这些令人不安的想法可能会加剧你的恐惧。预演在这个情境中可能会有什么好事发生，能够有效地让你的大脑期待最好的结果。

记录单：克服基于恐惧的思维

我恐惧的事情：

_____

_____

_____

克服这一恐惧对我的重要性：

_____

_____

_____

潜在的价值：

_____

_____

_____

可能取得的成功：

_____

_____

_____

我能想到的最理想的经历：

_____

_____

_____

克服基于恐惧的思维的技巧

建议你在练习技能 2（利用双侧轻拍减轻不适）之后，紧接着练习本技能。先想象你对一个情境的最大恐惧，降低对该恐惧的敏感，然后想象在该情境中最美好的场景，此举可以帮助你更有效地消除对该情境的焦虑想法。你也可以单独练习这项技能，作为早上起床后和晚上睡觉前的冥想训练。在一天的开始和结束时培养积极的想法，可以让你以愉快的心情开始和结束自己的一天。

暂停并反思

本章主要介绍了如何克服回避行为和广场恐惧症，这是一项非常艰巨的任务。请为自己能够勇敢地面对一些极具挑战性的工作而感到骄傲，并且牢记，如果你感到困惑，请寻求心理治疗师的专业帮助。在回忆本章所学的内容时，想一想你觉得有用的技能，包括本章介绍的技能，以及你在其他书籍、疗法或情境中学到的其他技巧。下面的记录表（表 8-4）列出了你觉得有效或者想要在未来尝试的练习，可以帮助你梳理自己的想法。

应对回避行为、自我疏离和广场恐惧症的技能

表 8-4 回顾了本章所述的技能，也可用于记录每项技能对你的效果如何。当你发现自己对某些情境感到焦虑，并且这一情况对自己的生活造成负面影响时，选择一项适合相应情境的技能。第二列告诉了你最佳的练习时机。在第三列，记下你在接下来一周里何时以及如何尝试这项技能。然后，静下心来反思你的体验。如果你掌握了其他有益的技能或者技巧，可以把它们填写到表格的空白处。如果你需要更多空间，你可以打印更多的页面或者用日记的形式来反思你的经历。

表 8-4 应对回避行为、自我疏离和广场恐惧症的技能练习

技能 / 技巧	最佳练习时机	何时练习这项技能（日期、时间、情境描述）	反思这段体验。这项技能有用吗？
创建一份身体恐惧感档案	当我感到害怕，想要了解身体对这种体验的感觉如何时		

续表

技能 / 技巧	最佳练习时机	何时练习这项技能（日期、时间、情境描述）	反思这段体验。这项技能有用吗?
利用双侧轻拍减轻不适	当我感到不快或者受到激惹，想要调节自己的心态时		
面对你的恐惧	当我想要有计划地克服自身恐惧时		
克服基于恐惧的思维	当我想要消除困扰我的思绪时		

第九章

打破失眠循环：
创伤后的过度警觉与睡眠障碍

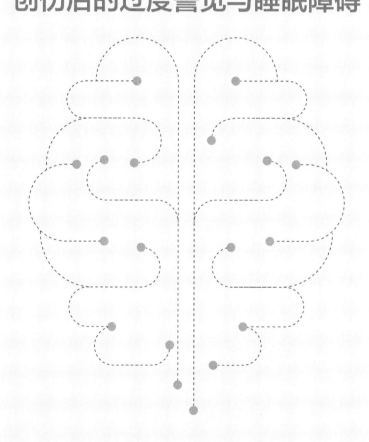

伊娃去年在一场龙卷风中失去了她的住宅，从那以后她就饱受失眠的困扰。她表示自己在将近一年的时间里没有睡过一个安稳觉，她对这种长期疲劳感到了厌倦。虽然她曾经服用一些非处方药来帮助自己入睡，但是这些药物并不能保证她的睡眠质量。更糟糕的是，这些药物现在也失去了效果。伊娃表示自己对恢复睡眠质量这件事愈发感到绝望，而且每到睡觉时间，自己就无法摆脱头脑中无尽"杂念"的困扰。

反思自己的经历

在阅读了伊娃的故事后，抽时间回想一下自己的经历，你可以选择反思并记录以下问题：

- 你晚上是否难以入睡或保持睡眠？是什么原因导致的？
- 你的睡眠问题是从什么时候开始的？是由创伤引起的，还是在你遭受创伤之前就已经存在？
- 你每晚大概睡多久？你觉得需要睡多久才能恢复精力？

睡眠问题如何影响你的生活

睡眠困难或失眠可能有多种不同的表现方式。心理健康专家在询问失眠时，通常会关注以下四种类型：

1. 入睡困难。这是一种常见的失眠症状，指你刚躺下就无法入睡。虽然每个人都可能偶尔遇到这种情况，但是如果你患有 PTSD，你可能需要一个多小时才能入睡。有时候，当你预料到自己会难以入睡时，你可能会因此变得非常焦虑，以至于焦虑反而成了妨碍睡眠的因素。

2. 保持睡眠困难。PTSD 患者经常会在夜间醒来，有时甚至醒来多次。如果你能很快重新入睡，这也许不会影响你，否则，这就会成为一个问题。

3. 过早醒来。这类失眠与某些类型的抑郁症密切相关，也可能困扰 PTSD 患者。这种情况下，你总是比期望的时间提前很多醒来，并且无法再次入睡。

4. 睡眠质量下降。这类失眠有时不容易发现，尤其是当它和其他类型的失眠同时出现时。这种情况下，你虽然获得了足够（或差不多足够）时间的睡眠，也许一晚上有七八个小时甚至更多的睡眠时间，但是第二天仍然感到疲惫不堪。这通常是睡眠质量不好造成的。你可能觉得自己好像根本没有睡觉，即使你清楚地知道事实并非如此。

如果你有一个或多个睡眠问题已经持续了两周或以上，你应该寻求专业人士的帮助。这是因为失眠不仅会加剧许多心理健康和身体健康的问题，甚至有可能引发这些问题。而且，如果你在接受心理治疗的同时还面临着长期的睡眠问题，你可能会觉得治疗效果不尽如人意，你的康复进程也会放缓。睡眠不足会降低你的生活质量。

以下是一个简短的自我评估，可以帮助你判断睡眠问题是否对你造成了严重的影响，是否需要相应的干预。

睡眠问题自我评估

阅读以下内容（表 9-1），并在 0 到 3 之间选择一个最合适的数字圈出，其中 0 表示"没有 / 从不"，1 表示"有一点 / 有时"，2 表示"中等程度 / 经常"，3 表示"很多 / 大部分时间"。

表 9-1　睡眠问题自我评估表

我很难入睡。	0 1 2 3
我晚上经常睡不踏实。	0 1 2 3
我早上总是提前醒来。	0 1 2 3
一觉醒来后我感觉没有休息好。	0 1 2 3
与我恢复精力所需的睡眠时间相比，我实际的睡眠时间偏少。	0 1 2 3
我每晚睡眠不足六个小时。	0 1 2 3

我的睡眠问题已经持续超过一个月。	0 1 2 3
在经历了一个创伤性事件之后，我的睡眠问题出现或恶化。	0 1 2 3
我害怕上床睡觉，因为我担心我会失眠或做噩梦。	0 1 2 3
我做噩梦。	0 1 2 3
我早上醒来时感到惊恐。	0 1 2 3
我对自己的睡眠习惯不满意。	0 1 2 3
我的睡眠问题影响了我的日常生活（例如注意力、工作表现、记忆力等）。	0 1 2 3
我的睡眠问题让我感到苦恼或焦虑。	0 1 2 3
我要花很大的力气才能入睡。	0 1 2 3
我至少要花半个小时才能入睡。	0 1 2 3
我每晚睡眠超过十个小时。	0 1 2 3
我的睡眠断断续续，质量不佳。	0 1 2 3
总分	

将表 9-1 各项分值相加，填写在"总分"一栏。总分达到 20 分或以上，则表明解决睡眠问题会对你大有裨益。

使用以下练习来反思你的自我评估分数。

反思你的自我评估分数

你在自我评估中的得分是多少？这个结果是否出乎你的意料？请花点时间回顾你在自我评估中的收获，可以参考以下的问题。

你是否对自己和睡眠的关系有了新的认识？有时候，人们明知自己睡得不好，却没意识到自己在上床前有多焦虑或担心。你对睡觉时间和睡眠的态度是怎样的呢？

_____

_____

_____

_____

评估是否涉及一些你之前没有意识到的问题？

_____

_____

_____

_____

是否存在一些你没想到会对自己造成如此大影响的睡眠问题？

_____

_____

_____

_____

为什么经受创伤后往往会出现睡眠问题

大约 80% 的 PTSD 患者有睡眠问题，抑郁症或焦虑症患者的情况也差不多。其实，失眠是很多心理健康问题的重要症状。失眠的原因有很多，这也是睡眠问题变得如此普遍的原因之一。大多数情况下，睡眠问题的关键在于，杏仁核（大脑的"烟雾探测器"）被激活，让你感到紧张、焦虑或戒备，从而影响了你的睡眠质量。失眠的具体原因可能包括以下一个或多个方面。

1. 梦魇。梦魇是 PTSD 的一个常见症状，它会让你无法安稳入睡。当梦魇把你惊醒时，你可能会感受到强烈的焦虑或恐慌症状，这些都不利于睡眠。当你的大脑和身体处于应激反应状态，而且感受到威胁信号时，睡眠就会变得困难或不可能。因为在危险存在的情况下，睡眠对生存而言并非一个合适的选择。即使在安全的情况下，如果大脑和身体提示有任何不安全的迹象，你也不会轻易入睡。另外，梦魇反复出现会导致对入睡产生预期焦虑，也就是说，你会因为担心做噩梦而害怕在夜晚上床睡觉。

2. 思绪纷乱或心烦意乱。这是许多人难以入睡或保持睡眠的最常见原因。如果你患有抑郁、焦虑或 PTSD，你可能会发现在入睡时很难让自己的思绪平静下来。如果你患有抑郁，你可能会沉浸在过去的回忆中；如果你患有焦虑，你可能会对未来充满担忧。如果你患有 PTSD，你可能会同时面临这两种困扰——既要忍受过去的恐怖经历，又要担心未来的不确定性。

3. **令人痛苦的生理感觉**。正如第四章所述，在经历创伤之后，你可能会经常感受到生理上的不适，尤其是当你面对创伤提示物时。这些不适可能会持续不断，甚至在你没有意识到任何创伤激惹因素之时也会突然出现。例如，晚上躺下睡觉时，你可能感到心跳加速和肌肉紧绷。这些感觉是应激反应的表现，可能会妨碍你入睡。

4. **缺乏安全感**。即使理智告诉你，你在夜晚可能不会遇到任何危险，但如果你曾经在夜晚遭受过创伤，你可能仍然会感到不安。（更多关于这个话题的内容，参见第六章：安全和控制问题。）这是因为睡眠会让你感到无助。在睡眠过程中，你无法自卫，而且你可能会猝不及防地遭受攻击。如果你曾在夜晚受到创伤，睡眠就更容易让你焦虑不已。

此外，失眠可能与身体状况或睡眠节律的失调有关。这些话题不在本书的讨论范围内，但如果你的失眠已经持续了数周，建议你咨询医生，检查是否有其他疾病导致或加重了失眠。甲状腺相关的疾病、睡眠呼吸暂停、慢性疼痛等都可能影响睡眠质量，需要医生的专业诊断和治疗。

创伤后（或其他原因导致）的睡眠问题十分常见，但每个人的具体状况并不一样。有些人难以入睡，有些人难以保持睡眠，还有些人因为噩梦而影响了睡眠。完成以下练习，以便更清楚地了解自己的睡眠问题，如果有必要，可以回顾本章前文的自我评估。

你的睡眠问题

你最困扰的睡眠问题是哪一种：入睡困难、保持睡眠困难、早醒，或是其他问题？

_____

_____

导致你睡眠问题的主要原因是什么？例如，你无法"平息自己的思绪"或者周围环境中有干扰你睡眠的因素。

_____

_____

你为了改善自己的睡眠状况做过哪些尝试？哪些措施取得了效果？哪些会让情况更糟糕？

_____

_____

心理治疗师在沟通时可能用到的术语

如果你和伊娃有着类似的经历，心理治疗师可能会在你们的对话或治疗记录中使用以下术语：

警觉和反应性症状。睡眠障碍是许多心理健康疾病（包括 PTSD 以及与创伤或压力有关的其他问题）的常见症状。DSM-5 将睡眠问题归为 PTSD 的警觉和反应性症状之一，其他症状包括过度警觉、注意力不集中、易怒等。失眠是一种过度警觉的症状，因为受到创伤影响的人通常很难放松自己，从而影响睡眠质量。

再体验症状。睡眠障碍一般被看作一种过度警觉问题，但如果你因为梦魇而失眠，心理治疗师可能会把它归为一种再体验症状。这是因为作为重新体验创伤事件的一种形式，梦魇虽然不一定完全重现创伤事件，但往往与创伤事件有着相似之处。

你的大脑需要什么

睡眠（以及失眠）是一件非常复杂的事情，当你失眠时，你的大脑可能会发生一些变化。一些特定的大脑区域与失眠密切相关，而这些区域在经历创伤后也容易出现问题。首先，大脑的"烟雾探测器"（杏仁核）过于活跃，会导致失眠，因为它会向你的大脑和身体发送威胁信号，让你难以入睡和保持睡眠。其次，在失眠期间，大脑的思考区域（前额叶皮层）会出现紊乱，这会让你担忧、反刍，无法控制焦虑和压力。为了应对失眠，你的大脑需要学习以下几点。

1. 自下而上的技巧旨在降低大脑"烟雾探测器"（杏仁核）的活动。放松技巧旨在降低杏仁核的敏感度，从而促进睡眠。另外，一些简单的行为调整，例如减少咖啡因摄入或者避免在睡前看恐怖电影，也有利于杏仁核恢复正常的状态。

2. 自上而下的技巧旨在调节大脑的思维中枢（前额叶皮层）。如果你注意到失眠与自己近乎失控的思绪有关，那么认知技巧——利用你的前额叶皮层并有意识地思考和发力可能对你有所帮助。学会如何捕捉并应对这些思绪（如果有必要），并把你的注意力转移到更令人平静的事物上，这是非常重要且可行的一种手段，但前提是你需要掌握一些相关的技巧。

下一节将详细介绍四项技能，帮助你平息杏仁核的活动、调节大脑的前额叶皮层，从而提升睡眠质量。

应对挑战的技能

本节将重点介绍四个练习，帮助你认识并更好地改善自己的睡眠问题。

技能 1：睡眠日志（自上而下）

为了更好地了解失眠的可能原因和影响因素，记录睡眠日志（表 9-2）是一个有效的方法。虽然每天回答一些关于自身经历的问题可能有些麻烦，但睡眠日志只需花费数分钟即可填写完毕，而且它提供的宝贵信息还可帮助你了解睡眠问题产生的原因。

表 9-2　睡眠日志

日期
你昨晚几点上床睡觉的？
在尝试入睡之前，你在床上做了些什么（刷社交媒体、看书、看电视）？
你大约在几点入睡？
你在夜间醒了几次，具体是哪些时刻？
每次醒来，你大概清醒了多久？
是什么因素导致你醒来的？
如果有的话，是什么原因让你难以再次入睡？
你在早晨的几点钟醒来？
你在什么时候起床？

续表

日期
你总共睡了多少小时？
你在今天白天有没有小睡过？分别是什么时候？睡了多久？
你在睡觉之前有没有服用药物？
你在就寝前三个小时内有没有进食或饮水？吃了或喝了什么？
你在今天有没有摄入过咖啡因？
你今晚和谁同床而眠（宠物、配偶、孩子）？
你在就寝前三个小时内进行了哪些活动？
用 1 到 10 的等级来评价，其中 1 表示毫无压力，10 表示你所承受过的最大压力，今天对你来说有多大的压力？
其他意见和信息：

记录睡眠日志的技巧

为了深入掌握你的睡眠规律，你需要至少坚持记录两周的睡眠日志。通过数周的记录，你可以发现一些影响你失眠的习惯，涉及思维、情感、环境、饮食、用药和日常活动等方面。例如，你可能发现，如果你在中午 12 点后喝咖啡、和猫咪同床、睡前看恐怖电影或者晚上打开笔记本电脑工作，你的失眠就会加重。当你明确了导致你失眠的因素后，你就可以有针对性地进行改善。

技能 2：打造睡前仪式（自下而上和自上而下）

你在睡前几个小时的活动会影响你的入睡质量。理想情况下，你可以根据自己的生活方式、喜好和习惯，打造一套适合自己的睡前仪式。为了帮助你上手，我们为你提供了一些活动和建议，你可以参考这些内容，设计你自己的睡前仪式。在阅读了这些建议后，你可以在接下来的记录单中规划你自己的睡前仪式。

睡前仪式建议

睡前两小时建议的活动：

- 收拾一些不太紧张的工作事项。
- 让孩子上床睡觉，锁好家门，最后一次把宠物挪出房间。
- 减少使用社交媒体。
- 避免和伴侣进行严肃的谈话。
- 根据需要，做好第二天的计划。
- 如果需要，吃一些富含色氨酸（可以促进睡眠）的零食。

睡前一小时建议的活动：

- 洗个热水澡或泡个热水浴（你的身体会因为寒冷而努

力保暖，这会消耗身体的能量，让你感到困倦）。

● 喝一杯不含咖啡因的饮料或温牛奶。

● 确保你的卧室温度适宜，不会太热或太冷。

● 逐渐降低周围灯光的亮度。

● 远离屏幕设备。

● 做一些重复性的活动，例如针织或缝补。

● 进行冥想、正念或放松练习。

● 把第二天需要记住的事情写下来，避免在床上胡思乱想。

● 将困扰你的问题列入清单，放在合适的地方以便第二天进行复查。如果这些问题在你的脑海中纠缠不休，提醒自己它们已经被记录了下来，而且你已经计划好第二天再解决它们。

适合在床上做的活动：

● 在柔和（但足够）的灯光下阅读一本轻松的书。

● 完成感恩日记练习。

● 独自一人或与伴侣进行性生活。

● 拥抱和抚摸宠物。

● 听放松的音乐。

● 进行祈祷或冥想。

● 进行深呼吸、自生训练或其他放松练习。

建议白天调整的行为：

- 将咖啡因的摄入时间限制在上午，并尽可能考虑避免摄入咖啡因。
- 限制或避免摄入容易引发胃灼热的食物。
- 在傍晚之前进行高强度锻炼。
- 在早上醒来后的十分钟内接触阳光或明亮的光线。
- 如有可能，设定一个固定的起床时间并坚持遵守。
- 白天避免小睡。

记录单：睡前仪式

为了改善我的失眠状况，我想对自己白天的行为做出以下调整：

_____

_____

_____

睡前两小时，我想做这些事情：

_____

_____

_____

> 睡前一小时，我想做这些事情：
>
> _____
>
> _____
>
> _____
>
> 当我躺在床上时，我想做这些事情：
>
> _____
>
> _____
>
> _____

打造睡前仪式的技巧

每个月或者每隔一段时间，你可以根据自己的实际效果来调整这个计划。或许你会发现，原以为有效的方法其实并未奏效，或者你需要对计划做些改动。

技能 3：制订早醒应对方案（自上而下）

如果你经常早醒，或者半夜醒来后难以再次入睡，你可以考虑制订一个早醒应对方案，来处理不期望的醒来情况。你能够预见这个问题，并且准备了应对方案，就可以减轻早醒带来的不安和干扰。看完以下的建议后，你可以在后文的记录单中拟订你自己的早醒应对方案。

早醒应对建议

应对夜间醒来或清晨早醒的方法：

- 在你刚刚醒来时，如果可能，先找出是什么原因让你醒来的。如果你的睡眠环境需要改善（比如伴侣打鼾），尽快采取措施。

- 采用一种简短、简单的放松技巧，比如深呼吸或渐进式肌肉放松（这些技巧在本自救手册的其他章节中有详细介绍）。

- 遵循"二十分钟法则"：如果你醒来后在大约二十分钟内没能再次入睡，起床离开卧室。进入另一个房间，在昏暗的灯光下（如果可能）做一些重复性的活动（比如钩针编织）或者读一本你觉得无聊的书。在你感到困倦并且很难继续进行手上的活动时，回到床上。

- 把让你难以入睡的想法或问题写在纸上，放在床头柜上。当你的脑海中再次浮现这些想法时，告诉自己现在不必去思考它们，明天再处理这些事情。

应对让你惊醒的梦魇的方法：

- 如果需要，保持室内光线昏暗，让自己适应卧室的环境。环顾四周，留意周围的事物，提醒自己身处何处，提醒自己处在一个安全的环境。

- 醒来后，做一些简短、简单的放松技巧，比如深呼吸或渐进式肌肉放松，以此缓解身体的压力反应，帮助你重新入睡。
- 亲近你的宠物，拥抱或抚摸它们。
- 如果夜灯让你感觉更安心和舒适，保持夜灯常亮。
- 如果你正在进行梦魇重塑练习，那么在回到床上睡觉之前，花一点时间改写梦魇的内容（具体方法参见下一项技能"梦魇重塑"）。

记录单：早醒

如果我提前醒来，我会做什么：

_____

_____

_____

如果梦魇惊醒了我，我会做什么：

_____

_____

_____

我醒来后想在床上做的事情：

_____

_____

如果我早醒后二十分钟还没睡着，我会做什么：

_____

_____

_____

制订早醒应对方案的技巧

如有必要，请随时修改这一方案。把自救手册或你的记录单放在床边，以便在你醒来时查看，这样，你就不会在困倦和迷糊的时候忘记具体的做法。

技能 4：梦魇重塑（自上而下）

我们白天的行动和思维会影响我们晚上的梦境，所以我们可以改变梦境，包括噩梦。许多心理疗法都使用一种名为"梦魇重塑"的技巧，它可以有效地减少梦魇的次数和程度。如果你满足以下条件，这个练习可能适合你：

● 你经常做相似的噩梦，或者噩梦中有一些共通的元素或主题。

- 噩梦频繁发生，影响了你的睡眠质量。
- 你对噩梦记忆清晰。

下文的记录单展示了一个简单易行的梦魇重塑技巧。

记录单：梦魇重塑

确定你想要重塑的梦魇中的共同元素或主题。

_____

_____

_____

把梦魇的全过程写下来。如果梦魇每次都有些许不同，写下一个典型的梦魇情节，内容包括你在第一步中确定的共同元素和主题。在书写梦魇时，尽量保证它是一个有头有尾的故事。虽然大多数梦魇没有明确的结局，但往往会在某个时刻突然结束；注意标明梦魇结束的时刻，以及结束前发生了什么。

_____

_____

_____

如果你愿意，选择一些你想要改变的梦魇元素。但是不要改变太多，否则重写的效果可能会打折扣。选择一到三个小细节或元素进行改变，并写在下文的横线上。例如，如果梦魇里有个人拿着刀，你可以把刀换成西葫芦，让它变得没那么可怕。

给梦魇编一个结局。如前所述，大多数梦魇都没有圆满的结局。要重写梦魇，你需要构思一个积极的结局。写出一个可能的梦魇结局，确保缓解自己的不安感。这个结局不必合乎现实，只要它能减轻梦魇的恐怖氛围，并且让你感到舒服即可。

将你对梦魇的改变和补充融入梦魇的全过程中，重写梦魇。注意，梦魇应有完整的开头、中间和结尾部分，而且不会让你感到不安。同时，使用中性或积极的元素代替梦魇中一些令人不快的细节。

梦魇重塑的技巧

完成该练习后，每周重写一次修改后的梦魇的完整版本。注意，重写时要一字不差地写下所有内容。此外，建议你在每晚睡前多次阅读新版本的梦魇，持续大约五分钟。研究表明，重复体验更为轻松的新版本梦魇，可以降低不完整的旧版梦魇的发生频率和强度。过一段时间，你可能会发现，再次来临的梦魇已经成为新的版本。

请记住，你可以对多个梦魇进行重塑。有时候，人们会遇到三四个反复出现的噩梦，然后对它们都进行重塑。你可以选择在笔记本中写下自己的每日睡眠日志、更新睡前仪式、制订早醒应对方案、记录梦魇重塑笔记。

暂停并反思

现在你已经读完了本章内容，请回顾一下在改善睡眠方面，哪些练习和工具对你有帮助，无论其来自本章，抑或其他章节（尤其是放松类的练习，例如深呼吸）。下面的记录表列出了你觉得有效或者想要在未来尝试的练习，可以帮助你梳理自己的想法。

应对睡眠问题的技能

表 9-3 回顾了本章所述的技能，也可用于记录每项

技能对你的效果如何。当你发现睡眠问题对自己的生活造成负面影响时，选择一项适合相应情境的技能。第二列告诉了你最佳的练习时机。在第三列，记下你在接下来一周里何时以及如何尝试这项技能。然后，静下心来反思你的体验。如果你掌握了其他有益的技能或者技巧，可以把它们填写到表格的空白处。如果你需要更多空间，你可以打印更多的页面或者用日记的形式来反思你的经历。

表 9-3　应对睡眠问题的技能练习

技能 / 技巧	最佳练习时机	何时练习这项技能（日期、时间、情境描述）	反思这段体验。这项技能有用吗?
睡眠日志	每天，至少持续两周		
打造睡前仪式	当我想通过打造睡前仪式来改善我的睡眠时		
制订早醒应对方案	当我想尝试新的方法来应对早醒时		
梦魇重塑	当反复出现的梦魇让我感到痛苦时		

结　语

　　你可能会发现自己会多次重复这本自救手册各个章节所述的情境，每次以不同的方式应对各类挑战。因此，走出创伤的旅程或许并没有明确的终点，这种情况十分正常。事实上，大多数人的创伤恢复是一个持续的过程，随着不断地深入自我探索，他们对自我的了解也随之日益深刻。尽管如此，偶尔放眼远处、审视自身显得极为有益。反思自己所尝试的事物，判断有效与否，寻找改进之处和仍需关注的方面，都是必要的。定期进行这样的自我反省，你才能了解自己的成长与变化。

　　下面的练习可以帮助你检查自己的进展。

自我评估：你的进展

　　静下心来，反思一下自上次自我检视以来的种种变化。不必拘泥于条条框框，你可以将其视为一场"意识的自由流动"。此外，即使这些变化并非尽如人意或积极向上，也别忧心。或许你在某些方面有所进步，在别的领域或维度稍稍滑坡又有何妨。

　　你的变化：在反思的过程中，你有何感悟？你的感受、思维或行为与过去有何不同？

_____

_____

_____

技能的效果：自从上次反思以来，你在生活中运用了哪些技能或技巧？有没有一些特别有效的技能让你印象深刻？哪些工具让你想要在下次反思之前继续使用？

_____

_____

_____

症状的改善：具体有什么变化？请具体描述不同之处。例如，你是否能与他人和睦相处？是否更频繁地出门？是否感受到更多的欢乐？是否睡得更香？列出不同之处。以下列出了一些常见的创伤后症状，许多心理创伤者都曾经历过这些苦难。在浏览下列条目时，请思考是否有任何症状在你身上有所改善。许多症状都与本书各章节所介绍的挑战有关，但也有一些其他的症状值得关注。你也可以补充自己的症状，因为这个条目并不全面。

- 焦虑

- 警觉或过度警觉

- 愤怒或暴怒
- 压力带来的身体不适（心悸、反胃、颤抖）
- 情感麻木或难以沟通或表达情感
- 不安全感
- 控制欲
- 信任缺失
- 人际关系紊乱或紧张
- 创伤的回忆缠绕心头
- 忧虑不断，难以平复
- 自我疏离和广场恐惧症
- 失眠或其他睡眠问题
- 注意力涣散
- 对曾经珍视的事物兴趣索然
- 对自我认知或愿望模糊不清
- 自残的冲动
- 内疚或羞耻感
- 回想起创伤时感到不安
- 回避一切与创伤有关的人物、场所、情境、思绪、情感
- 对自己、他人或世界持消极态度
- 鲁莽或冒险的行为
- ＿＿＿＿＿＿＿＿＿＿＿＿＿＿＿＿＿＿＿＿＿＿

- _____
- _____
- _____
- _____

需要继续改善的症状：请考虑哪些症状是你最需要在未来继续改善的。什么是你最关心，同时给你的生活带来最多痛苦或困难的症状？在下次自我反思之前你会采取哪些措施？

_____

_____

_____

_____

何时寻求专业人士的帮助

在进入创伤康复的下一阶段时，或许你该考虑寻求一位有资质的心理学家或心理治疗师的帮助（当然，如果你已经在接受治疗，请继续）对许多心理创伤者而言，心理治疗不仅是他们病情改善的巨大动力，还能教会他们一些书本上学不到的技巧。此外，与心理治疗师建立起的深厚的联系和信任，本身就是一剂良药。心理治疗的作用不可替代。

　　当你在创伤康复的路上停滞不前或者症状恶化，你或许该考虑寻求心理治疗。如果你心中萌生了伤害自己或他人的念头，或者对康复失去了希望，请及时向专业人士求助。有经验的心理治疗师可以引导你克服这些艰难的情绪，并找到保护你安全回归正轨的方法。虽然向他人寻求帮助可能并非易事，但是与值得信赖的专业人士合作才能带给你最为深远的成长与蜕变。

参考文献

1. American Psychiatric Association. 2013. DSM-5. Washington, DC: American PsychiatricAssociation.

2. Bandelow, B. 1995. "Assessing the Efficacy of Treatments for Panic Disorder and Agoraphobia. II. The Panic and Agoraphobia Scale." International ClinicalPsychopharmacology 2: 73–81.

3. Beck, A. T., N. Epstein, G. Brown, and R. A. Steer. 1988. "An Inventory for Measuring Clinical Anxiety: Psychometric Properties." Journal of Consulting and Clinical Psychology56: 893–897.

4. Deninger, M. 2021. Multichannel Eye Movement Integration: The Brain Science Path to Easy and Effective PTSD Treatment. Grand Rapids, MI: Gracie Publications.

5. Preece, D., R. Becerra, K. Robinson, J. Dandy, and A. Allan. 2018. "The Psychometric Assessment of Alexithymia: Development and Validation of the Perth Alexithymia Questionnaire." Personality and Individual Differences 132: 32–44.

6. Russell, D., L. A. Peplau, and M. L. Ferguson. 1978. "Developing a Measure of Loneliness."Journal of Personality Assessment 42: 290–294.

7. Snell Jr., W. E., S. Gum, R. L. Shuck, J. A. Mosley, and T. L. Kite. 1995. "The Clinical Anger Scale: Preliminary Reliability and Validity." Journal of Clinical Psychology 51 (2): 215–226.

8. Spielberger, C., R. Gorsuch, R. Lushene, P. Vagg, and G. Jacobs. 1983. Manual for the State-Trait Anxiety Inventory. Palo Alto, CA: Consulting Psychologists Press.

9. Sweeton, J. 2019. Trauma Treatment Toolbox. Eau Claire, WI: PESI Publishing and Media.

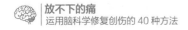

10. Taylor, G. J., D. Ryan, and R. M. Bagby. 1985. "Toward the Development of a New Self-Report Alexithymia Scale." Psychotherapy and Psychosomatics 44: 191–199.

致　谢

感谢新哈宾格（New Harbinger）出版社对接人员一直以来的帮助，感谢在写作过程中给予我建议的几位同事，感谢我丈夫蒂姆（Tim）的坚定支持。你们的贡献让这本书得以出版，我对此深表感激！

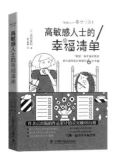
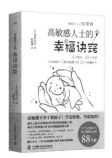
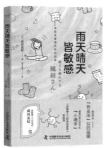
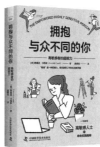

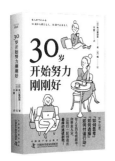
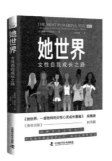
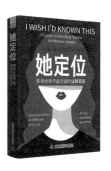
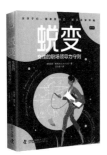
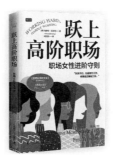
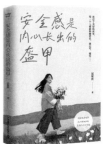

★★★ 自我疗愈系列 ★★★

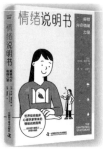
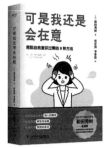
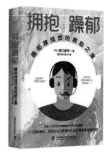

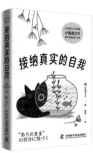
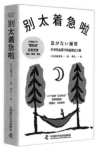

★★★ 应对＋再见系列 ★★★

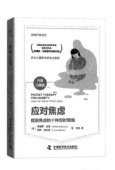
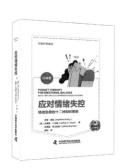
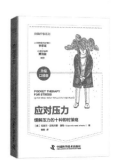

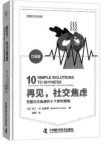
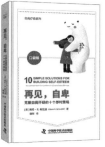